好眠
自己來

好眠自己來

專家推薦的中西醫
失眠自助療法

鍾家輝　編

HKU PRESS
香港大學出版社

香港大學出版社
香港薄扶林道香港大學
www.hkupress.hku.hk

© 2018 香港大學出版社

ISBN 978-988-8208-31-9 (平裝)

10 9 8 7 6 5 4 3 2 1

亨泰印刷有限公司承印

目 錄

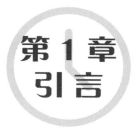

第 1 章
引言

鍾家輝

失眠是一個常見的問題。研究指出，每十個香港人中就
有兩個經常失眠超過一個月、一個經常失眠超過三個月。
導致失眠的原因有很多，有因為某些精神的問題，例如抑
鬱、焦慮、思覺失調等，也有因為身體的毛病，例如慢性
阻塞性肺病、痛楚、收經初期等，又或因為睡眠窒息症、
腳動症。雖然部分患精神病或身體毛病的病人已經接受了
治療，但是他們的失眠情況沒有因此而好轉，甚至有些病
人長期依賴安眠藥，只要一晚沒有服藥，失眠就會復發。
這些病人都可能需要自助解決失眠的方法。至於患初期及
偶發失眠的病人，這本書對他們來說都是適用的。

失眠的定義

根據美國《精神疾病診斷與統計手冊第五版》（DSM-5），失
眠的定義是指一星期三晚或以上難以入睡、經常醒或太早

醒，及睡眠問題令人感到困擾或影響日常的表現。至於甚麼是難以入睡、經常醒或早醒就沒有清晰界定，完全是憑個人的感覺。當失眠情況出現，令你感到情緒不穩或工作效率低，甚至影響社交表現或學業成績，都反映了失眠是一個必須解決的問題。失眠分為短期和長期，維持在三個月以上的是長期失眠；無論是短期或長期失眠，對健康都有很大的影響，所以必須及早治療。

失眠的普遍性

根據本人 2015 年發表於《睡眠醫學》的一份報告，指出難以入睡、經常醒、太早醒、不能休息的睡眠或任何一種問題，一星期三晚或以上的普遍性分別為 14%、28%、32%、40% 及 65%。當這些失眠問題維持三個月以上及令人感到困擾，影響工作、學業或社交的表現，普遍率大概為 11%。

雖然失眠很常見，但尋求協助的情況並不是太普遍；就算有去尋求治療，大部分的治療卻沒有得到醫生或專業人士的支援。根據本人發表於《在醫學上的輔助療法》的文章，指出在患上失眠超過一個月的人士當中，只有 53% 於過去十二個月內有使用一些幫助睡眠的方法。最常用的是中草藥（23%）、醫生處方藥物（18%）、酒精（8%）、西草藥（6%）、按摩（5%）、維他命（4%）及其他。不過，使用的次數很低，例如在使用醫生處方藥物的人士當中，只有 42% 會一星期使用起碼一次；在使用中草藥的人士當中，普遍率只有 31%。

其他研究則指出，一般醫生都不太願意處方安眠藥，而且亦不會使用一些非藥物療法去幫助病人，他們或只是介紹一下睡眠健康的貼士而已。大部分情況下，這些貼士對患上失眠人士沒有太大幫助。我認為患上失眠人士普遍都不願意尋求幫助，因此能夠接受治療的機會都不大，而願意使用幫助睡眠的方法亦不太高。導致這種情況的原因，一方面可能是大眾對失眠所帶來的後果不太認識，也不太重視失眠問題，甚至不知道有哪些好的治療方法；另一方面求診所引致的不便及費用，失眠可能帶來的負面標籤，對長期依賴藥物的擔心，以及沒有機會接觸到一些有效的方法等等。根據本人發表於《心理健康及醫學》上的對失眠患者兩年的跟進報告，指出只有 25% 的失眠患者在研究的兩年來治好失眠。報告結果反映失眠患者沒有接受有效的治療或是不能復原的情況是很普遍的。

失眠的嚴重性

很多人認為失眠是一個小問題，不用理會，甚至把它想像成一個社會常見的問題，見怪不怪，這其實是一種逃避的心態。失眠所產生的影響是可分為即時的及長期的。精神不集中、易怒、心情差、頭痛等都可能是因為昨晚失眠所造成，這些都是短期的影響。至於長期的影響，則可以分為身體或精神上的反應。長期失眠可能代表身體激素分泌過高，增加罹患高血壓、心臟病、糖尿病、肌肉或骨痛、免疫力下降、中風、癌症、腦退化的機會；也較容易患上情緒和心理的病症，例如抑鬱症、焦慮症、自殺、濫藥、

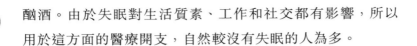

酗酒。由於失眠對生活質素、工作和社交都有影響，所以用於這方面的醫療開支，自然較沒有失眠的人為多。

失眠的評估方法

當一星期三晚或以上睡眠不好因而影響日間的表現，就是代表失眠已經發生。即使真的患上失眠，也毋須慌張，只要能夠維持個人的睡眠週期及生理時鐘，失眠很快就可以得到改善。若失眠有持續的趨勢，表示你可能出現一些結構上的問題，例如是否患有某些精神病呢？好像抑鬱症、焦慮症、濫藥、酗酒，這些都是需要由精神科醫生來評估。是否患有某些身體毛病呢？如痛症、甲狀腺分泌過多、膀胱或前列腺問題等，都可能需要特定的治療。是否患有睡眠窒息症、腳動症、類睡症或睡眠節律紊亂？這也是需要由專科醫生來評估及治療。至於身體不能放鬆、沒有睡意呢？這可能需要睡眠專家的評估。一般評估的方法包括臨床診斷、化驗、睡眠問卷、睡眠日記、多導睡眠圖、活動記錄儀等，至於採用哪些評估，視乎各個個案的性質而決定。

失眠自助療法中最重要的自我評估方法是睡眠日記。睡眠日記可以幫助失眠人士計算自己每天及一個星期的平均上床時間（Q1）、多長時間入睡（Q3）、起床時間（Q10）、在床上的時間（即是上床及起床的相差）（Q1–Q10）、睡眠時間（Q11），以及睡眠效率（平均睡眠時間除平均在床上的時間）。你可以分析自己每天的變化及平均數。

表 1.1：睡眠日記

請你於醒來後，填寫有關昨晚及昨天的狀況。 昨天是　　　月　　　日	
Q1　你幾點上床	晚上／早上 ____：____
Q2　你幾點嘗試睡覺	晚上／早上 ____：____
Q3　你花多少時間才能入睡	____ 小時 ____ 分鐘
Q4　你醒了多少次（最後一次醒來不用計算）	____ 次
Q5　你幾次醒來加起來的時間有	____ 小時 ____ 分鐘
Q6　你幾點最後一次醒來	早上／下午 ____：____
Q7　最後一次醒來後，你花多少時間在床上嘗試入睡	____ 小時 ____ 分鐘
Q8　你比預計早了起床嗎	是／不是
Q9　如果是，那麼早了多久	____ 小時 ____ 分鐘
Q10　你今天早上幾點離開床	早上／下午 ____：____
Q11　你總共睡了多久	____ 小時 ____ 分鐘
Q12　你會如何評價你的睡眠質素呢	□ 非常好　□ 一般好 □ 一般差　□ 非常差
Q13　你今早起床後覺得有無休息充足或精神充沛呢	□ 完全不充足　□ 稍微充足 □ 頗充足　　　□ 很充足 □ 非常充足
Q14　你昨天小睡了多少次	____ 次
Q15　你加起來花了多久小睡	____ 小時 ____ 分鐘
Q16　你喝了多少含酒精的飲料呢	____ 標準值*
Q17　你喝最後一杯含酒精的飲料是幾點	早上／下午／晚上 ____：____
Q18　你喝了多少含咖啡因的飲料呢	____ 杯咖啡／ ____ 杯紅茶／____ 罐可樂
Q19　你喝最後一杯含咖啡因的飲料是幾點	早上／下午／晚上 ____：____

（未完）

（表 1.1 續）

Q20 你有沒有服用任何成藥或經醫生 處方的藥物去幫助睡眠呢 有／沒有	藥物名稱：＿＿＿＿＿＿＿ 劑量： 時間：晚上／早上 ＿＿：＿＿
Q21 意見（如適用）	

失眠的原因

很多醫生都會問病人為甚麼會失眠，是否因為壓力問題或有甚麼煩惱等，通常病人都答不知道。部分長期失眠患者可能已忘記了自己甚麼時候開始失眠，或只想起自己的失眠愈來愈嚴重。一個常用於解釋失眠的程式是把失眠的因素分為前置因素、誘發因素及持續因素。研究發現長期失眠都是因為一些持續因素所導致，所以當這些持續因素減少，睡眠情況就會改善。

圖 1.1：失眠的前置因素，誘發因素及持續因素

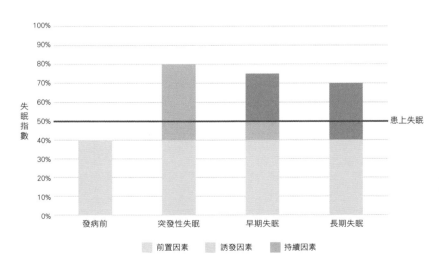

失眠的治療方法

根據美國睡眠專業協會的報告,最有效及最安全的失眠治療方法是認知行為治療配合服用某些安眠藥;其他療法的有效程度則未獲肯定,或是不太安全及很多副作用,例如一些藥效太強的安眠藥。儘管某些療法還未獲肯定,但對某些失眠患者卻可能是有效的,閱讀有關的資料亦未嘗不可。

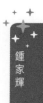

治療計劃概要

第二章介紹失眠的認知行為治療,內容包括:(1)睡眠衛生(sleep hygiene education);(2)睡眠習慣(sleep-wake scheduling);(3)環境控制法(stimulus control);(4)放鬆療法(relaxation therapy);(5)限眠療法(sleep restriction);及(6)認知療法(cognitive therapy)。治療是需要患者主動和積極參與的,因為每部分的內容都不同,希望你可以完成所有的療法。

第三章是失眠自我催眠法,內容包括三個核心元素:(1)簡單放鬆心理操;(2)萬物靜觀皆自得:靜觀事物練習;和(3)要懂得照顧自己:「自我安慰、自我鼓勵」練習。自我催眠可被想像為認知行為治療中的放鬆療法加強版,請你反覆練習。

第四章是身心靈(body-mind-spirit)療法,治療的目的是希望大家能夠接納身體和情緒的波動,慈心靜觀,在冥想的狀態中對自己表達祝福,達到一個正念的態度。

第五章是氣功失眠療法，包括動功及靜功，大家不妨一試，亦可參考網上關於八段錦的影片。

第六章是中醫自我推拿治療，乃根據中醫的經絡穴位理論；初步的研究指出，自我推拿和針灸是有輕度治療失眠的療效。

第七章簡述治療失眠的藥物，包括醫生處方藥物及成藥。大家只要對安眠藥多一些認識，便知道甚麼藥可以食、甚麼藥少食為妙。

本書最後會列出與各章有關的英語參考文獻，希望引證本書的科學性，可惜它們大部分都不是免費下載的，如有需要可以向公共或各大學圖書館查詢。

怎樣開始閱讀這本書？

大家對每一章的內容未必都感興趣，本人認為應該以第二章為起點，因為當中提供很多失眠方面的知識，以及治療的方法，相信你也可以學到一招半式；第三及第四章適合喜歡靜坐冥想的朋友；第七章有助服用安眠藥的患者。如你有任何關於失眠的問題或失眠沒有改善，請尋求專業人士的幫助，祝大家身體健康。

第 2 章
失眠的認知行為治療

鍾家輝、鄭健榮、何欣儀

在過去三十年的醫學研究中，「認知行為治療」超過一百多次被反覆驗證為有效醫治短期及長期失眠的方法。概括而言，失眠的認知行為療法是希望改變一些造成睡眠不能自然發生的行為及想法。行為方面是指一些不良的習慣以及身體的反應，例如賴床，作息不規律，打亂自己的生理時鐘，肌肉收緊，心跳加速，或者減少做一些對睡眠有幫助的事情，例如早睡早起、運動等。失眠亦會令你做一些與睡眠不相容的行為（如過度吸煙、喝咖啡、喝酒等）。而一些偏差思想會令失眠持續，例如對睡眠失去信心，過度擔心自己會否失去睡眠的能力，反覆地想失眠對自己造成的後果，或對睡眠抱太大的期望。

失眠的認知行為療法可包含六大部分：（1）睡眠衛生（sleep hygiene education）；（2）睡眠習慣（sleep-wake scheduling）；（3）環境控制法（stimulus control）；（4）放鬆療法（relaxation therapy）；（5）睡眠限制法（sleep restriction）；

及（6）認知療法（cognitive therapy）。如果你希望以自療方式改善失眠，建議大家分四星期去跟進。第一個星期可以先閱讀睡眠衛生及睡眠習慣的常識；第二個星期參考刺激控制法及放鬆療法；第三個星期運用睡眠限制法及認知療法；而第四個星期及以後要溫習所有方法，重複運用。根據本人的臨床研究及總結以往的數據，可以肯定自助認知行為治療有中度的療效；如能夠完成所有課程，療效會高一點。由於自助認知行為治療是在沒有專家的講解下進行，效果可能會比小組或個人的認知行為治療有所遜色。如果自助認知行為治療對你沒太大幫助，你可能需要接受小組或個人形式的治療。認知行為治療一般是沒有風險的，但在治療的初期你可能需要減少實際睡眠時間，從而增加睡眠效率。此外，你日間可能有渴睡的情形，若你是職業司機或從事危險的工作，就要留意；一些精神病也可能因睡眠不足而導致病發，例如躁鬱症患者在接受睡眠限制法的時候，應以六個半小時作為預設的最低睡眠長度。

睡眠衛生

失眠常見的原因來自作息規律的改變。要保持優質睡眠，須注意以下良好的睡眠衛生。

1. 避免在假日補眠而打亂生理時鐘。減少在白天小睡或限制最多一次十五分鐘的小睡，以免進入深層睡眠而難以醒來，導致晚上沒有睡意。

2. 避免在下午四時後飲用含咖啡因的飲料。若正常睡眠者喝四杯或以上的咖啡，他們會出現失眠情況，因此，失眠者必須減少飲用咖啡、茶、汽水（可樂，新奇士）、提神飲料（如紅牛），也避免服食某些藥品（止痛藥、提神藥、減肥藥），因為它們都含有咖啡因的成分。一杯咖啡大概等於兩杯半茶或四杯可口可樂的咖啡因。

3. 避免睡前吸煙及喝酒。香煙含有尼古丁，屬於興奮劑；吸煙者不容易入睡，原因是吸煙令他們血壓上升、心跳加速，以及腦波活動加快。酒精可以抑壓中樞神經系統，令人進入放鬆狀態，以致較易入睡；但數小時後，酒精的效應便會消失，令睡眠中斷，經常醒來，或需要上廁所小便。

4. 睡前不要過量進食、喝太多水或太餓。睡前進食少量含高澱粉質的食物，或會容易入睡。若睡前大吃大喝，則會產生反效果，飲過多的水也會引致頻尿，餓著肚子亦是不易入睡的。半夜醒來，除非肚餓難耐，否則不要進食，因會令消化系統產生活動，可能減少睡意。

5. 做中等強度的運動或減壓活動。運動可以改善睡眠，但也可令人失眠。若睡前做劇烈運動，身體的機能會產生一種被刺激的反應，身體需要一段頗長的時間（三小時）才能「冷靜」下來，所以睡前做劇烈運動會

令人較難入睡。若早晨做運動時能夠接觸陽光就更加理想。

6. 留意床鋪及被單。每個人的睡眠都有其獨特之處，而床鋪和被單足以影響你的睡眠質素。對有腰背痛的病人而言，太軟的床褥容易令他們背痛；對患上關節炎的病人來說，太硬的床褥會使他們不舒服。

7. 環境必須寧靜、昏暗。若睡伴打鼾，其鼾聲可能會令你難以入睡。街外的噪音間中也會影響我們的睡眠。若晚上的聲浪阻擾入睡，可使用耳塞來減少噪音騷擾。

8. 很多失眠者在晚上會聽到鐘聲特別清晰，甚至會看著時鐘，擔心自己為何還沒有入睡。我們的建議是：將時鐘放在你看不到的地方，或者換上跳字鐘，因為晚間看到時鐘或聽到時鐘聲令人不易入睡。若房間不夠昏暗，你可帶上眼罩，換上深顏色的遮光窗簾，或將房間塗上較深顏色的油漆。不少失眠者將其睡眠的環境作出相應改變後，他們的睡眠都有改善。

9. 睡前避免思考未解決的問題、看刺激的電視節目或玩電腦遊戲，每天晚飯前後抽二十分鐘思考未解決的問題，或可避免睡前或睡覺時腦部仍在進行思考活動。

睡眠習慣

每個人的睡前例行習慣都不同，但重要的是在上床前的一段時間先停止工作或活動，允許自己盡量放鬆，即使可能無法馬上適應，也要嘗試去改變，長遠來說，對你的心理睡眠健康是有幫助的。今天開始請為自己建立一個睡前計劃。表 2.1 是一個睡前計劃的例子，表中所列是一些適合你在睡前做的事。

表格 2.1：睡前計劃例子

估計的時間	計畫事項
晚上 7:30	將你白天的活動放下：
8:00	1. 在傍晚撥出 20 分鐘，拿一枝筆與一本記事簿坐好。 2. 想想白天發生了哪些事？結果如何？你有什麼感覺？評估一下這些事情，嘗試將心情平靜。 3. 將你「需要做的事」以及這些需要做的事的「所需的步驟」列一份清單。 4. 到了上牀時間，當想到這些事情時，提醒自己你已經想過這些事情。如果有　新的想法，提醒自己睡眠是最重要的，所有事情第二天再算。
8:30	吃飯，完成需要做的工作及家務。
9:00	
9:30	
10:00	
10:30	開始放鬆，例如閱讀、看電視、做放鬆運動等。
11:00	睡前程式，例如，梳洗。到床上就寢，做放鬆練習。
翌日早上 7:00	不輪睡得好或壞，準時起床。

環境控制法

研究指出,一般動物及人類的學習有部分是依靠環境的聯想,例如,每當你進入上司的房間,你就會心跳緊張,因為每一次上司都會怪責你,日子久了,就算上司不在房間,你踏進他的房間時都會心跳緊張,代表一種環境聯想的反射。對失眠的患者,長久的失眠會令你對睡房產生一種環境聯想的反射,就算感到很睏,一踏進房間就會清醒過來,反而在廳的梳化上會打瞌睡。環境控制法的動機是要改變你對睡房的恐懼聯想反射,加強睡房與睡眠的結合。因此,從今天開始,睡房及床只可以用作睡眠,避免使用床來做睡眠以外的其他活動(性行為除外)。你應該有睡意才上床及入睡,如果無法快速地入睡(在十五到二十分鐘內)就需要起床,到客廳做一些令人平靜的事情,直至你有睡意再進入睡房。整夜當中若再發生無法入睡的狀況就再離開床鋪、每天同一個時間起床、避免小睡,並且一週七天都要遵循上述的規則。雖然環境控制法表面上好像在浪費寶貴的睡眠時間,但要令你對睡眠重獲信心,減少對睡眠的恐懼,這苦頭是需要的。

1. 除了行房及睡覺,不要在床上做別的事情

有很多人喜歡在床上用智能電話、讀書、吃東西、看電視、做功課或其他事情,漸漸地會令他們難於躺床入睡。若「床」被聯想為工作或看電視的地方,那我們在床上時,大腦就學習了工作,不懂得休息,所以若你有在床上做別的事情的習慣,請快快除去,不然的話,「床」只會使你更清醒,更難入睡。

2. 睡眠前給自己時間安靜下來

失眠者有意無意地強迫自己上床盡快入睡，但我們的大腦不是電視機，不能一下子就可以關掉，需要一些時間才能安靜下來。有些人可能會在睡前建立「睡眠前奏」，即做些入睡前規律化活動，如看幾頁書、吃小量東西、飲杯牛奶或做些放鬆練習，睡眠前奏是令人建立睡意的好方法。

3. 不要害怕失眠

愈怕失眠就愈容易失眠。若晚上總是看著時鐘，失眠者會很易擔心失眠對自己的影響，愈想愈怕，愈怕愈不能放鬆入睡。其實，偶然失眠是不會令人的智力及體力有太大的影響。若不能入睡而令你出現一些「災難性」的後果，你可自我提醒「我不要強迫自己入睡；若不能入睡也不會有嚴重的後果；我可以讓身體自然地休息，不用強迫」。

4. 等有睡意才上床

失眠者其中一個長期失眠的原因，是上床時沒有足夠的睡意，事實上，大部份的失眠者因害怕自己的睡眠時間不夠，所以會提早在床上「守候」睡意來臨，但研究發現這會令他們更難在上床後便入睡，所以，你要切記，要有睡意才上床，久而久之，你會更快在上床後便入睡。

5. 躺在床上時，不要強迫自己入睡

失眠者其中一個長期失眠的原因，是上床時沒有足夠的睡意。事實上，大部分的失眠者因害怕自己的睡眠時間不夠，所以會提早在床上「守候」睡意來臨，但研究發現這會

令他們更難在上床後便入睡,所以,你要切記有睡意才上床,久而久之,會更快在上床後便入睡。

6. 若躺在床上超過 15 到 20 分鐘也不能入睡時,便 要離開床

研究指出,太長時間在床上不能入睡,會令一個人在床上時的睡意漸減。所以,若是開始時是滿有睡意的,但約二十分鐘後(你不必看著時鐘計時,這會使自己更緊張),你發覺自己仍不能入睡,就要立刻離開床,到客廳放鬆、抄寫電話簿的數目字或閉目養神,通常很快便產生睡意。若有睡意時,可再次上床休息。若在十五到二十分鐘後睡意又失去,你可重複上述的步驟多一次,漸漸在床上便會很快建立睡意,容易入睡。

7. 每天定時起床

不要因為晚上難以入睡而延遲你起床的時間,也不要因為是假日而遲起床。你要每天定時起床,這是最健康及最重要的基本睡眠習慣,因為你的生理時鐘會因你的規律生活而變得更穩定,你會較易入睡及起床。中國人說:「早睡早起身體好。」這句話十分真確。事實上,很多研究證明,長期失眠者的睡眠時間十分不穩定,他們常因晚間失眠,所以早上起床時間不定。在假日,他們也喜愛睡至下午,以「補償」他們平日的損失,但這種不健康的生活習慣,往往是使失眠持續的其中一個因素。如要定時起床,設定鬧鐘是一個有效的方法,另一個方法是規定每天早上與親友做一些活動(如與伴侶一起行十分鐘公園),這都有助你建立定時起床的習慣。

8. 不要在日間有小睡

若有失眠，就要戒除小睡，因為它可能是你晚上難以入睡的其中一個原因。要戒除小睡，可在小睡前刻意做一些不易令自己睡眠的事情（如上街行一會、用冷水洗面等）。這樣，你可因改變午間小睡的習慣，而讓自己晚間容易入睡。

放鬆療法

一個人經常在壓力的狀態下，是很難令情緒平復或身體放鬆的。這種生理反應主要出現在高度作戰時刻，也是其中一個導致失眠的原因。在治療長期失眠的研究中，鬆弛練習是有效減少失眠的方法。自二十世紀中期開始至今，已有數以千計的文獻說明鬆弛練習對個人身體的好處，而更重要的是透過這些練習，能正面地影響心跳、血壓、血液流動、體溫、肌肉放鬆、腦電波、與其他生理反應。此外，很多研究也指出放鬆練習有助改善失眠，其原理是在我們放鬆的過程中，大腦電波活動減慢，令我們預備進入睡眠的狀態。事實上，很多失眠者也發覺在使用鬆弛練習後，他們的負面思想減少，心境變得平靜，身體也較為放鬆，因此入睡時間較快，並能享受深層睡眠。以下兩個放鬆練習值得向大家介紹。

1. 呼吸放鬆練習

對於很多焦慮症的病人或容易緊張的人來說，心悸、呼吸急促或胸口肌肉疼痛是常見的現象，而這些徵狀也會令人難以入睡，要有效減少這些緊張徵狀，呼吸放鬆是其中的

方法。當一個人焦慮不安時,他的呼吸會變得快且急,胸口肌肉因不斷快速擴張及收縮而疲倦及疼痛,心跳也會加快,整個人都像在作戰狀態之下,因此要令個人的生理反應平復下來,意識地控制自己的呼吸變得「慢」、「長」及「深」是十分重要的。

在開始練習時,你可以找一個安靜的環境及一張舒適的椅子坐下,用你的鼻子慢慢吸入空氣至腹部深處,當做得正確時,你會感到肚子慢慢脹大,而你的胸部肌肉是不會擴張的。然後,你慢慢地將空氣從口部呼出,像是吹氣球一般,當做得正確時,你的肚子會自然收縮,而胸部肌肉同樣地是不會收縮的。

請緊記做呼吸放鬆練習時,呼吸要「慢」、「長」及「深」,可以心數「呼、一、二、停」,然後再數「吸、一、二、停」,每數一下約一秒,呼吸不要用力,要順其自然。若能每天分三次練習,每次約五分鐘,約兩個星期後,便能慢慢地掌握此方法,在睡前可運用此方法助你入睡。

2. 肌肉放鬆練習

當人感到緊張時,肌肉會自然地收緊,久而之之,長期緊張的人發覺很難放鬆自己的肌肉。作個比喻,當一條橡根長期被拉緊時,它就會失去彈力,甚至會折斷。所以這方法是鍛煉緊張的肌肉,使它變為有彈力及回復放鬆。

首先,我們會將身體分為以下五個部分,以及了解它們的收緊及放鬆情況:

表格 2.2：放鬆療法

身體部位	收緊情況	放鬆情況
雙手及手臂	緊握拳頭，曲起雙臂，拳頭輕碰膞頭	手指及雙臂放鬆
面部肌肉	緊合雙眼，牙關緊咬	面部肌肉完全放鬆
膞肩，頸部及胸口肌肉	膞肩盡量提起到耳下，頸及胸肌肉用力收緊	膞肩完全放下，頸及胸部肌肉完全放鬆
腹部及腰部肌肉	吸一口氣及閉氣，然後收緊腹部及腰部肌肉	慢慢呼氣，完全放鬆腰腹之肌肉
雙腳及臀部肌肉	雙腳伸直昇起，腳尖指向自己，收緊大腿及臀部肌肉	雙腳放鬆，放回在地上

做此練習時須留意以下重點：

1. 收緊肌肉動作，每次只可維持約五秒，不能過長，但放鬆就須十五至二十秒，讓自己感覺肌肉的收緊及放鬆；

2. 當每個部位做完一次收緊及放鬆後，重複做一次，即每個部位先做兩次，才做下一個部位；

3. 當做一個部位時，要注意不要同時收緊其他部位；

4. 整個練習約需十五至二十分鐘，做的時候，切忌心急，要慢慢做。

如要有效地掌握此方法，須每天練習一至二次，約二至三個星期後，你便能慢慢感覺容易放鬆自己。有些人喜愛在睡前做此練習，會有助他們入睡；但有些人可能做後更加精神，需要一段時間後才有倦意入睡。請記著做畢放鬆練習後，你需有睡意才上床入睡，這是十分重要的。

睡眠限制法

重新塑造你的睡眠規律，以符合你的個人需要，並發展成為一個穩定的睡眠模式。睡眠限制法的原理是令你產生多一點的睡意。一般無失眠的人如果有一晚因某些原因很夜才入睡而睡得太短，通常他們第二天都會感到很睏，並在第二晚很快入睡及睡得深。所以睡眠限制法是用來處理無效率和不規則的睡眠，協助你規劃你的睡眠模式。我們鼓勵你減少在床上的時間，最好是與你實際能睡著的時間長短更接近。因此，睡眠限制法是藉著壓縮你的睡眠來增進睡眠的連續性、減少在床上醒著的時間，並且提升睡眠效率。這可能是你的重大突破，因為失眠患者通常只想著要睡長一點來補充晚上失去的睡眠，這個想法對無失眠的人可能有用，但對失眠患者來說，是有不良的影響。

如果你的睡眠有所改善，躺床的時間將可延長，以每星期延長每晚十五分鐘的速率調整允許在床上的時間，直到你不能再增加你的睡眠時間，或睡眠效率有開始降低的趨勢為止。雖然睡眠限制法實行起來很困難，因為日間會很疲勞，而且感覺昏昏欲睡或有其他的不適，需要努力克服「要睡長一點」的固有想法，但它亦是一種最有效治療失眠的方法。失眠患者通常抱怨無法獲得足夠的睡眠，而且想睡得長一點，或許你想要的睡眠時間實際是不可能的。你愈想睡得長一點，結果是睡眠質素更差、零零碎碎的，而且每晚不同長短。另外一個常見的問題是夜間醒來，雖然將所有零碎的睡眠加在一起，睡眠的總時間看起來可能沒有問題，但由於睡眠經常中斷，以至於感覺起來似乎時

間不足，睡眠不夠好。所以你應先讓睡眠的規律穩定下來，形成一個穩定的模式，再讓睡眠鞏固及持續地改善，然後慢慢增加平均的睡眠量。

首先，請大家規劃一下睡眠時間的模式。從你的睡眠日記中，你可以看到前一星期內每一晚確實睡著的時間。將每晚的睡眠時數加總起來再除以七，就代表你現在夜間睡眠的應有平均長度。請參考以下的例子：

最近一星期	睡眠時數
第 1 晚	6 小時 30 分鐘
第 2 晚	3 小時 30 分鐘
第 3 晚	5 小時
第 4 晚	4 小時 30 分鐘
第 5 晚	4 小時
第 6 晚	6 小時
第 7 晚	5 小時 30 分鐘

7 天的總睡眠時數
= 6.5 + 3.5 + 5 + 4.5 + 4 + 6 + 5.5 = 35 小時
平均睡眠時數 = 35 小時 ÷ 7 = 5 小時

（*5 小時為預設的最低睡眠長度；若你是職業司機、從事危險的工作或患有躁鬱症，6.5 小時為預設的最低睡眠長度。）

你現在每晚所允許在床上的時間 = 5 小時或 6.5 小時（若有特別情形）。

1. 設定起床時間

你的下一個目標是每晚達到你所允許的睡眠時間。達到這個目標的一個有效方法是將起床時間「鎖定」。這個方法的目的，是避免在床上的時間游移不定，幫助睡眠形成穩定的模式。我鼓勵你現在設定一個每天起床的時間（包括週末），這個時間應是一個方便你的時間。即為不太早亦不太遲。

允許的起床時間：早上＿＿＿＿：＿＿＿＿（例如早上 7 點半）

2. 建立允許的上床時間

有些人會在他們還沒感到很睏倦時就上床睡覺，結果躺在床上無法入睡，或很快入睡但沒多久後就醒來，這樣的模式常見於失眠病人，他們試圖彌補不足的睡眠而提早上床，以便早點入睡。然而，「你現在應何時上床睡覺？」這個問題的答案是很簡單的。可以透過設定的早上起床時間往前減去平均睡眠時間推算出來。

例如：平均睡眠時間：＿＿5＿＿小時

設定的起床時間：早上＿＿7＿＿：＿＿30＿＿

允許的上床時間：晚上/凌晨＿＿2＿＿：＿＿30＿＿

若果你認為設定的上床時間太夜了，你需要重新設定起床時間，例如設定的起床時間改為 6:00，那麼你的設定的上床時間可以改為凌晨 1:00。當你的睡眠效率有進步，達到 90% 以上，你可以每星期延長每晚十五分鐘的速率調

整。例如早十五分鐘上床或遲十五分鐘起床，允許在床上的時間加多十五分鐘，改變為五小時十五分鐘。

3. 只在感到睡意時才上床

你必須要有充足的準備才上床嘗試入睡，只有在你感到睏倦時才睡覺是很重要的。如果你並不睏倦，你極有可能醒著躺在床上，因而破壞了床和睡眠的連結（在環境控制法中提到）。疲累不代表睡覺必然能發生，等待睡意從我們身體發出訊號告訴我們該是睡覺，這時候才上床，是比較有機會睡得著，但沒睡意很可能代表身體還是不能放鬆，需要一點時間慢下來。

*** 你必須到允許上床的時間之後，才能上床睡覺。***

4. 遵循一週七天的睡眠時間規劃

這是最簡單、也是最難實行的原則之一。你可能質疑如此僵化地依循計劃的必要性，所以很自然地，你會表達對這一週七晚的規則感到詫異，甚至失望！但是，你正參加一個需要一段時間才能看到效果的改變療程，但這個療程藉著一整個星期的規律性來加速改善失眠。這個療程的目標是建立睡眠驅動力和穩固的睡眠習慣，這些規律一旦能正確地建立好，是很難被破壞的。

5. 遵守「十五分鐘規則」

即使你在充滿睡意時上床睡覺，也可能無法很快睡著。如果在十五分鐘內還是睡不著，你應起床並到其他房間去。

在起床一陣子後,你感到睡意時才再回到床上,但如果仍然不能入睡,應該不要躺超過十五分鐘就再起床。這「十五分鐘規則」是最難實行的規則之一,但這個規則對你是有幫助的。

6. 調整新的睡眠時間規劃

一開始時,我們的做法是要限制你在床上的時間,希望讓你達到連續的睡眠,以鞏固的睡眠取代以往零碎的睡眠。一旦你在床上的時間有 90% 是能睡著的,下個星期每晚的允許在床時間可增加十五分鐘,可以提早十五分鐘上床或是晚十五分鐘起床。允許在床的時間可能需要調整很多次,直至達到你所設定的睡眠長短。

7. 讓床和睡眠時間形成連結

床只是為了睡眠而用,所以你應該建立床和睡眠之間的連結,這連結將會促進睡眠。其他活動,如看電視、閱讀、吃東西和講電話等,都要在睡房以外進行,不能在睡房裏做這些事。

8. 避免白天小睡

另一件可改善夜間睡眠的事就是避免白天和傍晚小睡。許多證據指出,超過十五分鐘的小睡會令夜間的睡眠變差,愈是近傍晚小睡,變差的程度愈大。避免所有小睡除了可以令夜晚睡得好一點,也可以強化床和睡眠的連結。

失眠的認知行為治療

認知療法

加拿大心理學家莫蘭教授（Prof. C. M. Morin）發現，長期失眠的病人通常比健康的睡眠者有較多偏差睡眠思想，這些想法或信念會令人容易在睡眠時產生負面情緒（如焦慮緊張、憂鬱等），因而導致失眠。表 2.3 是一些偏差睡眠思想的例子，請察看你自己有多少下列的偏差思想。

表 2.3：偏差思想的量表

1. 我一定要有八小時的睡眠，才能應付當日的工作	是	否
2. 上床後我總不能很快便入睡	是	否
3. 若我有任何不安或緊張，我當晚一定睡得不好	是	否
4. 我擔心長期失眠會令我「神經崩潰」	是	否
5. 若失眠，我相信我不能做甚麼事情改善它	是	否
6. 失眠令我的生活有嚴重的影響	是	否
7. 我不能令自己睡得好，我失去對睡眠的控制	是	否
8. 除非我的睡眠有所改善，否則我的生活會十分淒涼	是	否
9. 我的外表顯示出我是否有充足的睡眠	是	否
10. 我完全不能預計我的睡眠是好或壞，或晚上能否睡得好	是	否

若你大部分問題都答「是」，那代表你有頗多的偏差睡眠思想，這些思想反映出你擔心失眠對你的負面影響，又代表你對睡眠缺乏信心。若你有過多的偏差睡眠思想，你可能會更易緊張，並且會難入睡。表 2.4 是偏差思想跟情緒反應的關係。

表格 2.4：偏差思想跟情緒反應的關係

事情（A）	偏差的思想（B）	情緒反應（C）
例：躺在床上的時候、工作時、晚飯後看電視時	例：怎樣的思想會令你覺得緊張？怎樣的思想會令你覺得憂慮？	例：害怕，擔心
1. 躺在床上一個小時後，也未能入睡	「我今晚一定又睡得不好」 「我明天精神一定不能集中工作」	焦慮，緊張
2. 鄰居吵架，騷擾著你的睡眠	「豈有此理，他們竟然不顧他人正在睡眠」 「我不能做甚麼事情改善它」	憤怒，無助
3. 半夜惡夢驚醒，不能再入睡	「我一定要有八小時的睡眠，才能應付當日的工作」 「我會神經崩潰了！」	緊張，驚慌
4. 早上起床時，仍然疲倦	「昨晚失眠令我的日常生活有嚴重影響」 「我的外表顯示出我是否有充足的睡眠！」	憂慮，擔心

　　在日間，若你的偏差思想出現，你可用認知（或思想）糾正法有效地去減少它。在學習這些方法之前，我們先看看以下的例子：「A」代表事情，當事情發生後，可能會引起某些偏差思想（即「B」）的出現，而那些偏差思想又會產生某些情緒反應（即「C」），在心理學的「認知治療」中，這個「ABC」方法可被用作解釋不同的情緒反應。

　　以上例子說明，當事情發生時，偏差睡眠思想可能出現，我們的情緒反應就同時變得負面和不健康。現今有很多的證據指出，偏差思想是與很多心理失調（如憂鬱症、焦慮症等），甚至身體疾病有關，當病人學懂減少自己的偏差

思想後，他們的身心健康都有顯著改善。現在就讓我們學習「思想糾正法」。

1. 留心偏差思想的出現

當你的情緒（如驚慌）及身體生理（如心跳加速）反應激烈時，那是很好的訊號，提示你偏差思想可能出現。

2. 用「停一停」的方法

提醒自己需要「停一停」，當你感到擔心、身體不適或情緒不穩定，都要先「停一停」。

3. 慢慢呼吸

放慢呼吸或用腹式呼吸法，能助你的思想、生理及情緒反應暫時紓緩下來。若你在激動的狀況下，你的偏差思想就會較難受控制，因為人的思想、生理及情緒都有它們一致性的傾向，並會彼此影響；若身體出現緊張徵狀，思想就會解釋為身處危險的環境，因此偏差思想就容易出現，放慢呼吸能令個人生理反應平復下來，從而減少偏差思想的出現。那麼，慢慢呼吸應該要多久呢？因人而異，通常五至十分鐘已足夠。

4. 找出自己的偏差思想是甚麼

當安靜下來時，請嘗試問自己有甚麼負面的情緒？那是受甚麼偏差的思想所致？偏差思想通常有以下的特徵：

- 「若我的睡眠不足八個小時,我不能應付日間的工作」
- 「上床後我一定要很快便入睡」
- 「若我睡得不好,我可能會神經崩潰」
- 「失眠出現時,我完全不能做甚麼事情使自己入睡」
- 「失眠嚴重影響我的生活」
- 「我不能令自己睡得好,我失去對睡眠的控制」
- 「除非我的睡眠有所改善,否則我的生活會十分淒涼」
- 「我的外表顯示出我睡不夠」
- 「失眠的問題令我痛苦不堪」

5. 用合理的思想代替偏差的思想

為幫助你糾正負面思想,你可以問自己以下的問題:

- 這想法有證據支持嗎?
- 這想法有幫助嗎?這樣想有甚麼壞處?
- 是否想得太嚴重呢?
- 這想法是否在任何狀況、任何時間都是真確的?
- 如果朋友有同樣的想法我會對他說些甚麼?
- 可有甚麼更實際和有益的想法?

　　偏差思想是沒有好處的,只會令人產生壓力,情緒變差,破壞身體的免疫系統及使人容易患病,所以你需要一些較合理及健康的思想,以下是一些相關的句子:

- 「就是睡得不好,我也不會神經崩潰」
- 「若失眠真的出現,我可以用這本書學得的方法應付」

- 「失眠是很普遍的,但對我的生活不會有甚麼的影響,就是有一些影響,我也能應付的」
- 「儘管我的睡眠沒有多大的改善,我也可如常地生活」
- 「別人很難能從我的外表看出我是否有足夠的睡眠,不要擔心別人會瞧不起我的能力」
- 「我是可以處理及面對失眠的,它不是那麼可怕的」

即使你的偏差思想已經被合理或健康的思想替代,但舊的偏差思想也有可能再次出現,令你變得激動,那時,你只要繼續用「停一停」及慢慢呼吸的方法,待情緒平復後,再糾正偏差思想。為使你自己接納合理思想,你必須慢慢地講出來,其關鍵是當你慢慢及重複地說出來時,你就會較易接受它,漸漸地,你會發覺你能減少情緒的起伏,個人變得更有信心面對問題,同時,你的睡眠質素也會因減少憂慮及擔心而改善。

為助你掌握「思想糾正法」,請你每天找五至十分鐘做思想糾正練習,以下是我們設計的練習表;當你運用純熟後,你就可以不需用此練習表去糾正自己的偏差思想。

表 2.5:認知糾正練習表

事情(A)	偏差思想(B)	情緒反應(C)及其強度	合理思想	合理思想後的情緒及其強度
例一 晚間還不能入睡時	「我又再失眠,我明天一定不能面對工作」	焦慮,80%	「我可能會晚一點才能入睡,但我能夠入睡的;我也能處理明天的工作。」	焦慮,25%

治療會遇上的障礙

治療時，往往會遇上一些障礙，其中之一就是患者對認知行為治療沒有信心。你可能沒有聽說過這些治療方法，而最難理解的部分就是睡眠限制法及環境控制法，你會覺得自己已經失眠，還建議你少睡一點及在十五分鐘內不能入睡就要下床，結果會不會愈睡愈少，令失眠更壞呢？事實上，外國已經有很多成功的例子，古語云：「苦口良藥」，就是這個道理。另一個障礙是患者要克服睡得太少的影響。你可能會昏昏欲睡，但日間又不能睡覺，或者需要返工，難以集中精神，所以你需要學習克服日間昏昏欲睡的方法，例如以站立代替坐著、做一些動態的活動而減少靜態的活動，還有要多運動散步，少看電視，減少做一些高度集中的工作，又或吃止痛藥來紓緩頭痛或其他痛楚。

再有的一個障礙是患者要安排怎樣使用不在床上的時間，例如以往晚上十一時上床，現在凌晨一時才可以上床，十一時至一時之間的時間怎樣打發呢？或者早上六時至上班的一段時間怎樣安排呢？晚上最好做一些靜態的活動，而早上就做一些動態的活動。最後的一個障礙是你可能會半途而廢，此治療是需要時間才會見效的，所以要有恆心。你可能想自己沒有時間，但只要抽些少時間做放鬆練習或列一份「需要做的事」和「所需的步驟」的清單，就對睡眠有所幫助。花些少時間做認知治療，可降低情緒的刺激並促進睡眠。

防止復發

總括來說，你的失眠問題在治療後比治療前有沒有改善呢？我們建議你在需要時繼續跟從這個治療失眠的認知行為治療，以取得最好的效果。認知行為治療需要你在睡眠和生活上有所改變。家人或朋友的支持會對治療有幫助。希望你能夠將這個治療融入到你的生活中，從而得到一個好睡眠！如果你的失眠已經治愈，請繼續留意自己的狀況，以防失眠復發。你可以分辨一些高危的情況，當負面情緒（例如：壓力、焦慮或抑鬱）或正面情緒（例如：過度期待一個旅程或嬰兒）出現，都有可能令你的失眠短暫復發。如果遇到這種狀況，請保持冷靜，不要感到驚慌，因為這只會讓事情變差。你嘗試去分析失眠的前因及後果，重新執行睡眠限制法及環境控制法，以及尋找其他可行的幫助。最後，希望你對睡眠重拾信心。

第 3 章
自我催眠改善失眠

林德豪

失眠是一件令人苦惱的事情。在夜闌人靜的時候，當其他人都在睡覺，而自己卻偏偏獨自在床上輾轉反側，總是不能入睡，實在令人煩厭。失眠會令身體疲憊，腦筋呆滯；若第二天還要上班工作，那種身心煎熬，確是非筆墨所能形容。由於失眠跟當事人的生理反應過度亢奮與大腦皮層過度活躍有一定的關係，所以我們相信催眠治療對減輕失眠會有所幫助，因為自我催眠治療有助身心鬆弛，大大降低生理反應過度亢奮及大腦皮層過度活躍的程度，從而令自己回復正常的睡眠狀態。本文主要介紹甚麼是催眠和練習自我催眠的步驟，讀者可透過不斷的練習，讓自己逐漸成為自己的催眠治療師。

催眠是甚麼？

在電影或電視節目中曾經出現不少關於催眠的情節，這些情節往往因為要營造戲劇效果而渲染、扭曲或者誇大了人

類的內在潛能和超乎現實的心靈力量，例如一個人神情看起來恍恍惚惚，沒有主見，完全任由他人擺布和控制，或是催眠師彷彿在毫不費力、舉手投足間便能改變他人。但事實並非如此。催眠是一種心靈鍛煉，強調將不必要的思慮放低，提高專注力，而且有目的地轉移集中投放在既定的目標上。我們相信只要能夠將散漫的思想適當地高度集中，便能發揮內在潛能和精神力量，猶如放大鏡將散漫的光線聚焦到一點上之後，便能產生熱量。催眠治療的信念，是相信人總有一種潛在的生命能力或復原韌力，能夠幫助自己。我們從小到大，一定經歷過無數的困難、挫折和傷痛，但我們仍然可以活到今時今日，就是最好的驗證。

催眠的核心元素

在催眠過程中，基本上我們會進行三件事。第一是透過緩慢和深長的呼吸來放鬆自己。吸氣時要慢慢地、盡量地將空氣吸入肺部，甚至吸入到腹部，令腹部充氣凸起；呼氣時又將胸、肺部以至腹中的氣呼盡出去。

第二個步驟是運用我們的想像力。我們相信每個人都擁有豐富的想像力，只是有時我們未能放開懷抱地好好運用它。我們非常重視想像力，即使所想像的事情和事物並非真實，我們的身體和心情卻會受所想像的事情和事物影響而作出反應。中國人很早就知道這個道理，「望梅止渴」這成語正好道出這個現象。這個故事發生在東漢末年，曹操眼見士兵疲憊口渴，於是騙說「前方有個梅林」，士兵「想像」到梅，不期然地有「身體反應」而分泌了唾液，因而覺得沒有那麼口渴了。

最後一個步驟是我們在催眠狀態下，心靈會進入平和清澈的境界，並且會發現自己內心深處，其實有一份智慧，好讓自己能夠發掘新的領悟，分辨出那些是不必要的疑慮，洞悉自己的真正需要，從而帶給自己一股能量，推動自己做多一些對自己好的事情，逐步令自己從困擾中得到釋放。

歷史

催眠治療有長久的歷史，可追溯到三千多年前，當時很多地方都有祭司、巫師以舞蹈、祈禱、符咒來治病。中國醫學經典文獻《黃帝內經・素問・移精變氣篇》中也有古巫以「祝由」的方法，不用針藥，以「移精變氣」來治愈疾病的記載。到了十八世紀後期，德國人麥斯麥（Franz Mesmer）在巴黎以動物磁場學說、並以引動人體磁場來治病而引起廣泛關注。十九世紀中期初，蘇格蘭外科醫生布來特（James Braid）發現所謂引動人體磁場帶來治療效果的說法，其實是施術者透過對參與者提出提示而產生的，他還發覺參與者其時精神恍惚而異於平常，不過，他誤以為參與者進入了睡眠狀態而將這過程稱之為「催眠」。自此，催眠被醫學界應用於治療病人，特別用於鎮痛方面。而有系統地、科學化地使用及研究催眠，發展也超過二百年了，目前催眠已被採用來治療不同的疾病及心理問題。催眠及自我催眠練習可以緩和普遍性焦慮、緊張及壓力。至於在改善失眠方面，催眠治療亦可媲美其他放鬆及自我調節的方法。

自
我
催
眠
改
善
失
眠

成效

我們曾就外國報導過的十三個以催眠治療或類似催眠治療訓練（包括引導想像法及自律訓練）來改善長期失眠的隨機臨床測試進行了統合分析，結果顯示催眠或類似催眠治療比輪候對照組在減低入睡時間有顯著的效果。雖然這些臨床測試在研究設計上都有一定的限制，但結果支持催眠治療對減輕長期失眠尤其是縮短入睡時間有一定成效的說法。不過，就個別練習者的效果而言，則很大程度視乎其投入感。我們最近亦已完成一項本地的隨機臨床測試，結果支持催眠治療或類似催眠治療訓練對改善長期失眠有顯著的效果，同時亦肯定催眠治療或類似催眠治療訓練適用於香港華人。而且，在五十四名參加者中，四十九人（90.73%）在完成四節催眠治療或類似催眠治療訓練後表示身心得到放鬆。

風險

2001 年，英國心理學會發表了一份有關催眠性質的報告，認為催眠是一種良性程序，而參與催眠所面對的潛在風險與接受其他的心理方法接近；自我催眠則更為安全，若練習者發覺有任何感到不妥的地方，自己可即時停止，或喝一杯熱開水，讓自己休息一下便可。

基礎：信任和放鬆

催眠治療要求參與者信任這種治療，若對催眠治療抱有懷疑或試探的態度，效果往往並不理想。信任是接受催眠的

基礎，能帶來放鬆和接納，也帶來心靈力量；反之，懷疑帶來防範、抗拒、緊張和放棄。

治療開始時，我們建議參與者對自己說以下一番話：

> 我信任自己可以放鬆自己；
> 我相信做這治療是對自己好的；
> 我信任自己可以選擇做一些為自己好的事情。

接下來，我們介紹以下三個簡單的練習。睡眠前可以躺在床上，慢慢地做直至入睡。

練習時要注意的地方

整個過程必須保持以鼻孔呼吸，開始呼吸時要深長緩慢，逐漸變成吸短呼長，口要保持閉合，將舌頭輕輕抵住上顎。當中如果有特別提及要對自己說一些話，注意要在呼氣時，才對自己說話。說話節奏比平時的速度至少減慢一半或甚至更慢，此外，還可以用錄音筆將以下練習錄下來，播放給自己聽，讓自己慢慢入睡。

自我催眠練習

1. 簡單放鬆心理操

這個放鬆練習，簡簡單單、重重複複，潛移默化地令自己身體由頭到腳每一個部分都得到放鬆，從而讓自己慢慢進入夢鄉：

　　練習者可以坐在椅上或躺臥在床上，選擇一個既合適又令自己舒服的坐姿，但要保持頭頸身成一直線，將雙手輕輕地、舒適地放在肚臍或下腹上面，感受呼吸時腹部的起伏變化。

　　首先運動一下面上的五官、鬆弛一下面部的肌肉，和眼、耳、口、鼻等各部分；再輕輕鬆鬆伸展一下自己身體幾次，運用我們的想像力，想像身體的「垃圾」在雙手指尖、腳板底和腳指尖噴射出去，留意一下身體的即時感覺。

　　面上保持著微笑，讓全身緊張的神經和肌肉自然地全部放鬆；然後輕輕閉上雙眼和嘴唇，排除雜念；告訴自己暫時將煩惱憂慮放低。

　　然後做三下深呼吸，我們要用腹式呼吸，吸氣時要讓腹部充氣凸起，呼氣時腹部凹入去，用鼻孔慢慢吸入新鮮空氣，令到腹部凸起，將濁氣從鼻孔呼出去，用溫柔的力按壓腹部，將濁氣從鼻孔呼盡出去，對了，用鼻孔慢慢吸入新鮮空氣，令到腹部凸起，用溫柔的力按壓腹部，將濁氣從鼻孔呼盡出去，讓身體感受又再比之前更加放鬆。

　　在接下來的過程當中，我們可能會聽到周圍的雜聲，告訴自己這些雜聲只會令自己更加放鬆。

　　現在將注意力集中在額頭的肌肉和頭皮處，讓它們放鬆。對了，就是這樣，將注意力集中在額頭的肌肉和頭皮處，讓所有的緊張和繃緊慢慢減褪、減褪，直至消失。感受一下自己額頭的肌肉和頭皮處是可以放鬆的。

現在將放鬆的感覺移動到雙眼周圍和太陽穴的肌肉處；將注意力集中放在雙眼周圍和太陽穴的肌肉處，讓所有的緊張和繃緊慢慢減褪、減褪，直至消失。感受一下雙眼周圍和太陽穴的肌肉是可以放鬆下來的。

現在讓雙眼放鬆。容許眼皮變得沉重，非常、非常的沉重，又非常、非常的放鬆。看看自己可以讓雙眼周圍的肌肉這樣的放鬆。現在想像這種放鬆的感覺流動到了面頰和鼻樑；現在，流動到了你的下巴和牙骹處。

將注意力集中放在你面頰、鼻樑、下巴和牙骹的肌肉處，讓所有的緊張和繃緊慢慢減褪、再減褪，直至到完全消失。而自己變得愈來愈放鬆，愈來愈輕鬆。

現在讓放鬆感覺落到你頸部的肌肉，集中注意力在你的頸和膊頭的肌肉，讓所有緊張和繃緊慢慢減褪、再減褪，直至完全消失。想像一下頸和肩膊的肌肉變得愈來愈放鬆，愈來愈輕鬆，因為頸和肩膊的緊張和繃緊都減褪至完全消失。

隨著自己每一下呼吸，隨著對自己所說的每一個字，感覺到頸和肩膊的肌肉放鬆，愈來愈放鬆，好深層好深層的自在輕鬆。

現在讓放鬆感覺流落到上臂處。讓上臂的肌肉和裏面的組織變得更加更加放鬆，更加的自在輕鬆，讓所有的緊張和繃緊慢慢減褪，然後完全消失。

想像感覺到一浪接一浪的深層放鬆。輕柔的放鬆感覺現在又流落到手臂、手踭，然後流落到去手腕、雙手和十隻手指。

讓手臂、手腕、手和每一隻手指的肌肉和組織變得愈來愈放鬆，愈來愈輕鬆自在。想像和感覺手臂和雙手的肌肉是沉重而又放鬆。

現在讓你雙臂和雙手放鬆的感覺，回流到肩膊，再流動到胸膛和背脊。讓你胸膛的肌肉，和身體裏面的內臟，還有背脊變得愈來愈放鬆，愈來愈輕鬆自在。感覺加上想像每一條肌肉纖維都放鬆了，變得鬆弛而又沉重，從而讓自己的心臟和肺部可以工作得更有效率和更放鬆。想像自己的心臟和肺部可以工作得更有效率和更放鬆。

現在讓放鬆感覺繼續流動到胃部和腹部，盤骨和臀部。讓盤骨和臀部的肌肉，還有裏頭的內臟變得愈來愈放鬆，愈來愈輕鬆自在。感覺一下自己可以讓自己深層地、完全地放鬆。隨著對自己所說的每一個字，隨著每一下呼吸，更多的放鬆，更多的輕鬆。

放鬆的感覺現在好輕柔地流動到大腿的肌肉處。放鬆的感覺滲透到每一條肌肉纖維，而每一條肌肉纖維都變得愈來愈放鬆，愈來愈沉重但又深層地放鬆。讓放鬆的感覺穿過膝蓋，再流過小腿，最後流過腳踭、雙腳和每一隻腳趾。讓小腿、腳踭、雙腳和腳趾所有的肌肉和組織都放鬆，愈來愈放鬆，愈來愈輕鬆自在。讓全身所有的肌肉都放鬆。

然後，現在開始在心裏倒數：

十　（一面呼氣，一面想著頭頂，一面對自己說）
　　讓頭頂放鬆
九　（一面呼氣，一面想著額頭，一面對自己說）
　　讓額頭放鬆
八　（一面呼氣，一面想著雙眼，一面對自己說）
　　讓雙眼放鬆
七　（一面呼氣，一面想著面頰，一面對自己說）
　　讓面頰放鬆
六　（一面呼氣，一面想著心胸，一面對自己說）
　　讓心胸放鬆
五　（一面呼氣，一面想著腹部，一面對自己說）
　　讓腹部放鬆
四　（一面呼氣，一面想著大腿，一面對自己說）
　　讓大腿放鬆
三　（一面呼氣，一面想著小腿，一面對自己說）
　　讓小腿放鬆
二　（一面呼氣，一面想著雙腳，一面對自己說）
　　讓雙腳放鬆
一　（一面呼氣，一面想著全身，一面對自己說）
　　讓全身放鬆

　　放開所有的憂慮和困難，讓心境變得愈來愈平靜，愈
來愈安然，愈來愈舒暢，開始進入一個愉快輕鬆和平靜的
放鬆狀態；平靜、放鬆、安寧；平靜、放鬆、安寧，愈來
愈平靜，愈來愈安寧。

2. 萬物靜觀皆自得：靜觀事物練習

有時候令我們難以就寢的原因是抱有太強烈的「非黑即白」的批判性思維，將人和事都壓縮到「好與壞」、「對與錯」、「公平與不公平」的框架內，因而感到煩躁、不忿。以下這個練習與靜觀相似，讓我們以一個客觀觀察者的身份，從開放的角度看世界，學習擴展視野，放下對世人世事，以至對自己的批判。其實萬物皆有其特性，皆有其可觀之處，正如人人皆有其性格，皆有其可取之處。

將眼睛盡量用力閉合，保持一陣，同時做深呼吸，雙眼放鬆時同時呼氣，用力將氣呼盡出去，用鼻孔慢慢吸入新鮮空氣，令到腹部脹起，用力收腹將濁氣從鼻孔呼出去，如此做三次。讓自己雙眼放鬆，讓自己全身放鬆。

運用想像力，想像自己躺在一張氣墊梳化上，想像氣墊梳化將自己整個人承托起來，令自己有輕鬆飄浮感覺，可以毫不費力、舒舒服服地被氣墊梳化承托著的感覺。

雙手輕輕放在肚臍或下腹上面，可以感受到自己的呼吸節奏，吸氣時腹部凸起，呼氣時用些力將腹部壓入去，呼氣到盡後鬆手。

在這一個安靜放鬆的狀態，一方面將注意力集中在飄浮的感覺上，另一方面想像自己面前有個巨大的銀幕，好像電影院的銀幕，又或者是一個巨型的電視銀幕，這樣做好像為自己建立一個私人的影院，同時自己又好像一個觀眾，舒舒服服地坐在梳化上看電影。

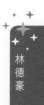

　　接下來，在心中想像六種中性的物件，然後逐一投射到銀幕上。

　　對了，六種自己並沒有任何喜歡或厭惡感覺的物件，這些都是在日常生活上經常接觸到但又不太注意的東西，例如，漱口杯、毛巾、牙刷、拖鞋、檯燈、睡枕、天花板等等，將注意力集中在物件的外在特性上。這些特性包括顏色、形狀、尺碼、表面質感等等。

　　現在開始，第一件物件，首先留意它的顏色，是明亮鮮艷，抑或是暗淡的；是色彩繽紛，或者單色，抑或黑白、抑或灰調？

　　留意一下這件物件的形狀，留意一下它的邊界，是圓滑的，是尖銳的，還是有些部分是圓滑的而有些部分是尖銳的？

　　注意一下這件物件的尺碼，是很大的，抑或很小的，還是不大不小的呢？

　　留意一下這件物件的表面質感，試想像觸摸它一下，是平滑的、柔軟的，還是硼硬的、刺手的，是溫暖的，是冰冷的，還是有其他的感覺？

　　告訴自己隨著靜心去想像這件物件，自己的心境會愈來愈平靜。

　　好了，接著下來是第二件物件了。重複以上的做法，直至第六件物件……

告訴自己可以相當容易去感受這種平靜，讓安寧灌注到自己每一組肌肉纖維內，進入深層的睡眠。告訴自己欣賞自己令自己進入到一個深層而輕鬆又愉快的狀態。又學習放下對世事的批判，超然物外，與世無爭，悠然自得。

3. 要懂得照顧自己：「自我安慰、自我鼓勵」練習

失眠有時候是有其功用的，在潛意識裏提醒自己不能放鬆、鬆懈下來。那些非理性的念頭，例如我們心底裏總覺得不安，又或我們心底裏總覺得自己做得不夠好，這時是需要透過「自我安慰、自我鼓勵」來修正和調節一下自己的心態，尤其是在夜深人靜的時候，最能夠幫到自己的人，唯有自己。自我安慰和自我鼓勵是運動員常用的自我修正技巧，我們不時看到一些運動員在比賽中喃喃自語，叫自己放鬆下來，就算在身體及心理雙重壓力情況下，短時間下也能冷靜下來。

將眼睛盡量閉合，保持一陣，同時做深呼吸，將眼閉合時同時呼氣，用些力將氣呼盡出去，用鼻孔慢慢吸入新鮮空氣，令到腹部脹起，用些力收腹將濁氣從鼻孔呼出去，如此做三次。讓自己雙眼放鬆，讓自己全身放鬆。

運用想像力，想像自己躺在一張氣墊梳化上，想像氣墊梳化將自己整個人承托起來，令自己有輕鬆飄浮感覺，可以毫不費力、舒舒服服地被氣墊梳化承托著的感覺。

雙手輕輕放在肚臍或下腹上面，可以感受到自己呼吸的節奏，吸氣時腹部凸起，呼氣時用些力將腹部壓入去，呼氣到盡後鬆手。

　　在這一個安靜放鬆的狀態，自己將會給自己安慰和鼓勵。而每一句自己對自己說的話，都是為自己好的，都會愈來愈多地發生。

　　自己欣賞自己每日都學習去令自己放鬆，令自己的心靈和身體愈來愈健康，令自己的心境愈來愈平靜和清澈，隨著愈來愈放鬆，愈來愈平靜，自己會開始愈來愈少胡思亂想，愈來愈少杞人憂天，所以，自己會愈來愈有信心，有愈來愈多的勇氣，愈來愈多的滿足，愈來愈開朗。

　　隨著自己愈來愈放鬆，愈來愈少憂慮，每一日都會去做些自己有興趣的事情，會愈來愈少被自己的負面情緒所佔據，愈來愈少被自己的負面情緒所纏繞，愈來愈少因為怕其他人如何看自己而煩惱。

　　自己可以更清晰地思考，可以更容易地集中精神，可以全神貫注地、集中精神地去做自己想做的事情，就算自己腦海裏出現了雜念，亦不會令自己分心。

　　由現在開始，無論自己遇到甚麼問題，都可以客觀地、踏實地去研究和決定有甚麼可以做，又有甚麼是自己不能夠做到的。

　　如果有一個問題自己撫心自問已盡力都不能夠解決，自己可以接受這個限制，感激自己作出了努力。但是如果問題能夠解決的話，自己都可以有策略地、有效地去解決它。

林德豪

所以由現在起，當自己面對任何的困難，不會再有情緒的困擾；由現在起，自己再不會單單集中在困難上，反而，自己考慮周詳然後制定解決辦法。隨著保持這種新的態度，自己會愈來愈樂觀，愈來愈好脾氣，愈來愈開朗。每一日，自己都會感覺得到這個改變，愈來愈快速地，愈來愈強烈地，愈來愈完全地發生，因而覺得愈來愈快樂，愈來愈滿足，愈來愈樂觀，同時自己逐漸地能夠信賴自己，依賴自己的努力，依賴自己的判斷，依賴自己的內在智慧和力量。自己開始懂得照顧自己。

（當呼氣時），自己在心裏面默默地、真摯地和自己說三遍：

我會自己好好照顧自己；

我感激和欣賞自己；

我接納自己的缺點。

告訴自己可以相當容易去感受這種平靜，繼續去感受這種美好的平和，讓這放鬆、安寧平靜的感覺滲透自己全身，繼續讓這愉快的、溫馨的感覺滲透自己全身，令自己感覺良好，輕鬆自在，舒適安泰。

練習時常遇見的問題及處理方法

表 3.1：練習時常遇見的問題及處理方法

遇見的問題	處理方法
分心	將注意力集中在鼻孔上，有意識地放緩呼氣上。
出現不受控制的念頭	想像它們像空心的氣泡，愈來愈大，然後慢慢飄走。
難以進行腹式呼吸	腹式呼吸需要時間和練習才能掌握，而且目前還有幾種不同的方式；我們建議你不必勉強進行，開始時練習只需做到盡量呼氣，借呼氣來令自己放鬆下來，呼氣到盡頭時自然吸氣。
似乎還是不能完全放鬆下來	不要過份要求自己完全放鬆，留意一下身體那部份放鬆了，將注意力集中在放鬆的地方，感受一下放鬆的身體部份的感覺是如何的，然後慢慢擴散到全身。
掌握不到自我催眠的節奏	催眠的節奏一般要求要緩慢，但隨個人喜好而有差異，不必過於拘泥，否則反破壞放鬆的心情。
練習時發覺情緒被觸動	以上的練習包含的是放鬆及正面的提議，一般不會觸動到情緒，但若發生，應停止練習，波動的情緒過一會自然消失。假如情緒波動持續好一段時間，則應尋求專業心理輔導協助。

應該選擇做哪一個練習？每個練習開始前都有一個簡短的介紹，表示了該練習所適用的入睡困難類型。練習一針對的是心理及身體經常緊張；練習二針對的是批判性、凡事只有是非對錯的思維；練習三針對的是自我批評、自我壓迫。留意一下入睡困難時自己的情況而作出選擇，但亦可每個練習都試做一、二次，然後才選擇一個自己最能掌握或覺得最有效的，甚至結合二個以至三個作經常練習。

一些實踐者的心聲

「入睡時間未必有很明顯的改善,但整個人心情平和得多了。」

「當我感到緊張或想對兒子發脾氣的時候,總是記起呼氣和對自己說『放鬆』,令自己平靜下來,現在和兒子相處沒有那麼多的衝突了,當然也睡得好了些。」

「我沒有想過對自己說『我會自己好好照顧自己』是那麼的難,淚水不期然地湧出來,我才發現,這些年來我一直地壓迫著自己,我知道若我不再選擇去好好照顧自己,我會繼續失眠下去。」

總結

長期失眠的人,往往受困擾已有好一段日子,因此需要透過不斷練習所學到的技巧,並保持每星期至少有四日做放鬆想像的練習,才可以建立和鞏固治療效果。最理想是讓放鬆想像練習成為生活習慣,透過不斷重複練習,就能熟能生巧,潛移默化,隨時隨地都可以運用起來。請緊記:對所有練習一定要保持信心、希望和決心,而持之以恆及專注投入是邁向成功的關鍵。

主編的話

在催眠的過程中，你需要接受一些提議及進行想像，從而獲得鬆弛。以標準劇本形式來進行催眠，對小部分人（大概 10%）或會感到不舒服。根據本人的研究，催眠治療的副作用不太多，而且都是輕微的，例如輕微頭暈、頭痛等。

林德豪

第 4 章
平衡身心靈
擁抱好睡眠

紀驍紋、陳麗雲

（自然的）睡眠是不需要刻意為之的，好像一隻鴿子
靜靜的停在你的肩頭。但你若硬要伸手去捉它，它
突地一聲就飛走了。

維克多・弗蘭克（Viktor E. Frankl），
《醫者與心靈》（*The Doctor and the Soul*）

睡眠狀況是衡量人們整體生活質素的重要指標。健康的睡
眠模式通常遵循自然節律和個人身體需求。醒和睡按照這
樣的節律和需求有規律的交替，就好像日月的更迭，自然
而然。可是，這一自然過程卻很容易受到各種內在和外在
的壓力干擾。從身心靈的全人角度來看，當一個人的身心
或心靈失去平衡時，睡眠質素也會受到干擾。因此，先認
識失眠的真正原因，才可以有效幫助自己改善睡眠狀況。

失眠的原因：身心靈全人角度

圖 4.1：失眠的原因 —— 身心靈全人角度

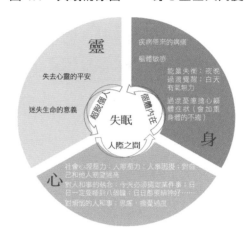

身體層面

身體健康狀況與睡眠緊密相關，比如癌症或癌症治療帶來的疼痛、皮膚疾病造成的痕癢、腸胃疾病導致的不適，都會影響夜間的睡眠質素。即使沒有其他的身體疾病，失眠的人也常常會抱怨各種身體的症狀，比如不明原因的刺痛、心跳過快、肌肉緊張、頭痛。這些身體的不適又會加重失眠者的擔心與焦慮，由此演變為另一種壓力的來源。長期失眠的人除了晚上睡不著或睡不好，還會在白天不清醒，整天大部分時間都處在混混沌沌的狀態當中，此一現象即是生物節律紊亂的表現。

　　正常的睡眠／覺醒節律就如同圖 4.2 的太極圖，困倦感通過夜晚正常的睡眠慢慢得到緩解，人漸漸覺醒，當覺醒

到一定的程度和時間之後，身體和大腦又再釋放睡眠的訊號，形成一個有規律的循環。正常情況下，成年人睡眠和覺醒的時間是比較穩定的。但是，長期失眠者的睡眠和覺醒模式更像右邊的圖，睡的時候大腦或身體還有一部分覺醒著，醒著的時候也不夠「徹底」，感到困倦疲勞。而在一定程度上，通過身心靈的方法，降低夜晚的焦慮和覺醒，提高白天的精神和精力，可以幫助人們重新調整節律。

圖 4.2：正常的睡眠／覺醒節律就如同左邊的太極圖

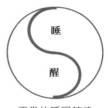

正常的睡眠節律

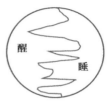

長期失眠者的睡眠節律

　　失眠的人通常難以忍受身體疾痛、敏感和睡／醒節律紊亂，並會因此而感到擔心焦慮，十分抗拒，想要立刻掙脫。然而愈是想要掙脫，身體的不適反而會愈加嚴重。

心理層面

失眠與情緒有著莫大的關係。有研究顯示，睡前感受過於強烈的情緒，無論是正向還是負向的，都會延長入睡的時間。當代社會，無論是工作或生活的節奏都是十分快速的，這意味著人們每天要接收很多的信息，做很多的決定和判斷，與各種不同的人交流。在這樣的節奏之中，很

容易忽略自己的情緒狀態，甚至長期處於壓力之中而不自知。再者，事情不可能完全如願，有時是會遇到特別不順心的人或事，白天的情緒波動很有可能在夜間愈加顯現，進而影響自己的睡眠狀況。因此身心靈的工作模式，不僅僅關注人們的睡眠本身，還會從個人的生活狀態出發，鼓勵個人多多關注自己的生活方式和情緒健康。長期失眠的人在睡前，腦子裏往往思慮著白天的事情，而且通常都是那些給自己添加壓力的事情，比如，還有甚麼工作沒做完，明天要怎麼安排？老闆今天為甚麼對我發脾氣？我今天是不是那句話說得不對？等等。這些想法、思慮和擔憂都是白天壓力的一種體現，因為沒有得到恰當的注意和處理，所以在夜晚跑出來干擾人們的睡眠。由此看到，身和心是一體相連的。

身心靈所講的「心」還不單單指情緒和壓力。對於失眠的人而言，執著、要求事事如意和完美的「心念」，也會大大干擾睡眠質素。尤其是對睡眠本身的執著，比如要求每天都睡滿八個小時、睡不著的時候不停地看鐘、強求自己趕緊入睡。然而，睡眠就好像「停在肩頭的那隻鴿子」，抓得愈緊，跑得愈遠。研究也發現，愈努力要睡著，愈容易緊張，也就愈難睡得安穩。所以，身心靈的平衡講求順其自然，順應身體的自然之外，也順應人事的自然。睡眠的自然規律很簡單：困則臥，醒則起。不過，對長期失眠的人來說，他們會擔心失眠而過早上床，這反而增加了失眠的可能性，因為不睏的時候就上床，一定是很難入睡的。另外，失眠的人可能白天會更多地小睡，這又會造成本身

的生物節律紊亂，使得失眠問題愈來愈嚴重。所以，一個規律的睡覺和起床時間表可以幫助調整節律。臥床之後，若還是難以入睡，也不必過於擔心，因為只是平靜放鬆的躺著，身心也可以得到休息，並不一定要很快入睡。而當你可以放下身心的負擔時，生物時鐘才能慢慢開始調整至自然狀態。下文會詳細介紹一些放鬆身心的方法。

靈性層面

對於沒有明顯身心疾病的人群，單單心靈方面的困苦也會造成失眠的狀況。淺白一點說就是，當內心不安定或對自己的人生感到迷惘時，睡眠質素往往也會受到影響。所以，身心靈的視角亦試圖從靈性、心靈層面去理解失眠現象，並以此提出相應的自助方法。身心靈的工作模式相信每一個個體都有靈性成長的可能，這不局限於一個人的宗教信仰，而是一種更廣泛的對生命意義的體悟以及心靈平安的狀態。失眠的人常常陷入到自己的身心糾結，難以走出，變得「一葉障目，不見泰山」。而靈性或心靈上的修為，或許可以幫助長期失眠患者從另外一個角度去看待自身的狀況，看到事物間的聯繫，看到自己與更廣大的存在的關係。這種超個人的視角，或可以幫助個體更明智地面對人生的困苦和失眠本身。

身心靈全人自助方案：提升生命的整體質素

理解了造成失眠的身心靈方面的因素，下面我們會介紹一些具體的自助方法來幫助調整睡眠的節律。要強調的是，

身心靈的方案採取了中醫的整體觀，兼取佛家和道家的哲學和修行方法。所以，這些自助方法並非甚麼神乎其技的一秒助眠術（這樣的技術也不大可能存在）。身心靈是通過幫助失眠的人放鬆身心，引導能量的自然運作，提升靈性的修為，來改善睡眠質素及生命的整體品質。這主要包括五方面的內容：了解自身睡眠特點；接納身體和情緒的變化與波動；清理思緒，放鬆身心；靈性修為；聚氣凝神，平衡身心靈。

了解自身睡眠特點，選擇合適的方法

前面已經提過，失眠的原因有很多種，包括身體疾痛、過度敏感、壓力、情緒強烈起伏，甚至情緒疾病、不良的生活和睡眠習慣。因此針對失眠的狀況，並沒有一個適用於所有人的萬能方子，也沒有每個人必須達到的標準睡眠時間。因此，除了要對失眠原因有認識和了解外，對自己的睡眠特徵也需要有一個掌握，才能真正找到適合自己的方法。比如，需要的睡眠時間；早睡早起型還是晚睡晚起型；茶或咖啡會否影響當晚睡眠質素；是難以入睡還是夜間頻繁醒來。了解過自身的睡眠特點以及失眠背後的原因後，我們就可以作針對性的調整，有選擇地採用不同的助眠方法。這要求我們對自己的情緒、身體狀況和睡眠有一個充分的覺察。覺察和過度關注不同，覺察是指不加評判地對自身狀態的觀察和了解，傾聽到身體或情緒的變化及相應的需求，並對這種狀態進行觀察和理解。靜觀練習有助於覺察的提高。過度關注則多出於對身體不適或失眠狀

態的一種過度注意和擔憂，通常還會伴隨對失眠狀態的「抗爭」。不加評判地覺察可以幫助人們更貼近自己身心的需求，讓能量更好地流動；而對失眠過度關注則必然加重人的憂慮，令到身心糾結、失衡，能量也就自然被阻滯。

接納身體和情緒的波動

身心靈課程中強調最多的是學習「如何接納」、「如何放下」。就失眠的狀況來說，即「如何接納失眠（睡眠質量的變化和波動）」以及「如何放下對睡眠的執著」。面對生活中的種種不如意、不滿意，能不能做到「面對它，接受它，處理它，放下它」？可以看出，要真正處理一件不如意的事，首先要接受這件事的存在，承認「事已至此」、「事本如此」。若尚未做到這一點，那處理的方式大抵也會與目標背道而馳。筆者聽過一個小故事，表達了「接納」的重要性。有一個長期失眠的男子，決定去醫院的睡眠科住院治療，希望有一個徹底的調整。神奇的是，第一天入院的夜晚，醫生還沒有給那個男子用藥，他自己就自動睡著了。別人問他，怎麼長期失眠的問題，一來到醫院即刻就好呢？他說：家人的睡眠質素都比我好，所以，在家裏睡不著的時候就特別著急，覺得自己不正常；到了醫院，大家都是長期失眠者，心裏反而輕鬆了，心想睡不著也沒甚麼大不了的，有這麼多人陪著呢，而且一個晚上睡不好也不會怎麼樣，反正都已經習慣了。接受和不接受原來真的有天壤之別。接受失眠是甚麼意思呢？就是別將失眠看成一件了不得的大事，睡不著的時候可以通過練習腹式呼吸、身體掃

描（詳見下一節）等等靜觀的方法，和失眠這個「老朋友」待一待，不著急趕它走，也不責罵憎惡它，它自然會乖乖聽從你身體的指令。其實不僅僅是對失眠，對身體的不適、情緒的波動，都需要先「接受」，才能更好地「處理」。如果不能夠接受，就容易生出更多的煩惱。身心的困苦已經是一重苦惱，若不加接受，反而逃避或抵抗的話，就會變為第二重的痛苦，這是苦上又加了苦，好似在自己的胸口上插了第二把劍，真的是不值得呀。

清理思緒，放鬆身心

思緒萬千，腦袋轉得停不下來，是很多難以入睡的人常有的經歷。思緒的內容多是白天未完成的事情、對未來的擔憂、放不下。這樣的狀態往往使人很疲勞，白天也沒有精力去應對那些事情。因此，規劃好白天的工作，不將白天的煩惱帶到夜晚睡覺時，就變得很重要。若實在難以停止紛亂的思緒，依然可以嘗試腹式呼吸和身體掃描的方法。這兩個方法都是將注意力引導到身體上，把意識狀態帶回到「此時此地」，這是一個幫助大腦冷靜，凝神靜氣的好方法。相比於我們平時用胸腔呼吸的方式，腹式呼吸是一種更深更慢的呼吸方式，通過這種方式，人們可以吸到更多的氧氣，同時更利於放鬆身心的緊張感。在做腹式呼吸吸氣時，可以在心中默念一、二、三、四，腹部慢慢鼓起；呼氣時，同樣可以慢慢的數一、二、三、四，腹部慢慢變平。有些人可能會不習慣這樣的呼吸方式，不用擔心，多多練習，自然而然就會了。身體掃描，是指像掃描機一樣

對自己全身各個部分一一的感受，從大腳趾慢慢掃描，一直到面部的各個器官。失眠的人，身心常常處在焦慮緊張的狀態中，並會通過身體不同部分的肌肉緊張表現出來。身體掃描可以幫助人們很好的檢視自己身體各個部分的狀態；照料好每個部分，才能有整體的身心放鬆。關於腹式呼吸和身體掃描的具體步驟，網絡上有很多文字及音像的資料，可幫助我們平日的練習。這兩個練習，可以很好地幫助失眠的人清理思緒，為一個好睡眠做身心的準備。

紀嘵紋、陳麗雲

靈性修為

人類性靈中最可寶貴的是對另一個個體的痛苦「感同身受」，由此而激發出「悲憫心」及「捨己為人」的助人行為。這種悲憫心常常體現在父母和子女的關係中。當然在天災人禍面前，陌生的人也願意伸出援手相助，也是因為這種悲憫心。可是，失眠的人對自我的要求往往比較高，每每未達到自己內心的標準時，就容易自我責備，對自己失去悲憫心。慈心靜觀，英文叫作 loving-kindness meditation，是在冥想的狀態中，對自己表達祝福，比如「願我平安，願我安寧」等等。身心靈的視角相信人們身上積極的內在品質，是可以通過練習不斷增進的。當這些內在品質增進時，自我苛責的部分就會慢慢平衡。除了自我苛責，人們也往往容易將生活上不如意或失眠的狀況遷怒於其他人，覺得是別人造成了自己的煩惱。其實這樣的心念，也像插入自己胸腔的第二把劍，無助解決問題。因此悲憫心的練習也可以朝向其他人，向周圍的人傳達和輸送祝福與愛，

59

自己同樣能更好地引導內在的能量。另一個培養善念的方法是記錄「感恩日記」，即懷著感恩的心記錄生活所給予我們的一切，那並不一定是很大的恩賜（offer），卻可以是一個路人對你的微笑、家人的照料、朋友的陪伴，甚至吃到一頓美食等等。記錄這些生活中小小的美好，就好像是往靈修的銀行裏存錢，存的愈多，心靈愈充盈美滿。在遇到不如意時，也能提醒自己，日常這些所得來之不易，該更加珍惜。

聚氣凝神，平衡身心靈

前文提到過，失眠者醒和睡的節律是紊亂的，能量也是阻滯的。身心運動是一個行之有效的方法，幫助調整節律和能量運行。東方的身心運動特別適用於長期失眠及身體經年累月疲累的人群。它的目的不是損耗能量，而是調整能量，為身心創造一個空間，讓能量自由流動，達到身心靈的平衡。身心靈課程中包含了很多簡易且易於掌握的身心練習方法，包括拉氣、拍手功、甩手功（平甩功）、旋腰拍背、十巧手、拍背、全身拍打、安眠穴位按摩、小草瑜伽、八段錦等等。這些運動的練習方法都可以在參考書籍及網絡上找到。科學研究也發現，類似瑜伽和氣功的身心運動，有助人們緩解壓力，改善睡眠質素。上述這些身心運動已運用在有失眠症狀的人群中，他們的睡眠質素和情緒狀況都得到一定的改善。這些身心運動的方法不難掌握，難就難在要長期堅持。前面講過，身心靈不是甚麼神奇的一秒鐘見效法，而是需要找到適合自己的運動後，堅持練習，久而久之睡眠和生活的質素才能有所改善。

總結

身心靈從人的整體系統出發，將失眠看作是系統的混亂和失衡所產生的結果。應對失眠，亦需要從多方面入手。身心運動、簡易的氣功、呼吸練習和慈心靜觀等等都可以作為入門的方法，開啟一個身心協調的變化過程。除此之外，一個正念的態度（不加評判，不急著反應、動作）也很重要，即覺察、接納、傾聽、理解自己的身體以及情緒的變化和波動。應該說，失眠並不糟糕，糟糕的是對失眠的過度擔憂和抗拒憎惡。正如，變化也不可怕，「這個世界唯一不變的就是變化」，可怕的是對變化的無視和拒絕。

主編的話

身心靈療法可以幫助調整中輕度的失眠狀況。在治療的過程中，尋求身心靈的平衡來改善失眠；但可能需要身心相協調的改變，才能夠達到更佳的效果。治療基本上沒有任何副作用。

第5章
氣功融入日常作息：調和陰陽，改善失眠

陳雪梅、吳兆文、陳麗雲

首先，大家必須認識學習氣功是要經專人直接指導以及需要自己不斷的實踐和體驗的。由於篇幅所限，本文無法在這裏詳細介紹如何做某套功法。本文會讓大家認識甚麼是氣功和了解如何運用氣功改善失眠。我們會從兩方面闡述。第一，從中醫陰陽平衡的角度了解失眠，簡單介紹甚麼是氣功，為何氣功能調和陰陽，改善失眠，之後分享我們最新所做的氣功功效實證研究。第二，了解甚麼是順應天時的正確作息時間，如何將氣功鍛煉融入自己的日常生活中幫助改善睡眠，以及簡單介紹兩種常見的氣功：八段錦和靜坐。

失眠：陰陽失衡；氣功：調和陰陽

中醫認為健康就是陰陽平衡。人體最顯而易見的陰陽平衡莫過於睡眠（屬於陰）和清醒（屬於陽）之間的平衡。正常

睡眠不僅是健康的一個重要指標，而且還有抵抗和紓緩壓力的功效。通常透過充足的睡眠能充電（回復狀態）和減壓。如圖 5.1 所示，白天（屬陽）對應清醒；夜晚（屬陰）對應睡眠。睡眠是身體內陰陽氣血自然而有規律的結果。失眠的原因很多，除了上一章提到的身心靈各種層面的原因外，其實，現代人不健康的生活方式，長期不順應天時的作息習慣，包括日夜顛倒的作息時間、長年熬夜等，也是導致體內臟腑和氣血失衡，打破原本正常睡醒陰陽平衡的重要原因。

甚麼是氣功？

氣功是一種東方古老的自愈鍛煉。「氣」是指存在於整個宇宙間和所有生命中的能量；「功」是指能增強、調節和運用氣的技巧或功夫。氣功鍛煉的目的是透過疏通經絡，協調臟腑，調和氣血，平衡陰陽和增強氣的能量，最終達到身心健康，提升精神修養，甚至延年益壽。

圖 5.1：氣功調和陰陽的動態平衡

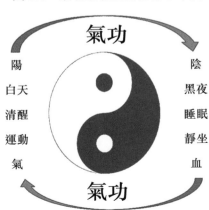

氣功鍛煉主要有三大調整

1. **調身**（身體放鬆，動作柔和）：通過調整身體的姿勢和利用正確的動作，牽拉特定的經絡和伸展肌肉，來達到疏通經絡，協調臟腑的功效。

2. **調氣**（呼吸要自然、緩慢、深長）：調整呼吸，氣功鍛煉中盡量自然呼吸。利用呼吸的緩慢和深長，加大氧氣充分進入肺裏的血液中，特別是透過腹式呼吸，使胸廓增大，加大肺活量，吸入更多的氧氣，從而增加血液中的含氧量。一般的人通常是進行胸式呼吸，比腹式呼吸淺而快。氣功練習者經過一段時間的鍛煉後，會自然轉為腹式呼吸，不用刻意為之。

3. **調心**（精神寧靜，心情愉快）：調節心神，要求在氣功的鍛煉中精神專一，情緒穩定，心情舒暢。使意念集中在每個動作和呼吸上，達到形神合一，氣寓其中。

以上三個調整雖然是分開來描述，但實際上氣功鍛煉已將調身、調氣和調心巧妙而統一地糅合在其中，利用柔和緩慢、圓活連貫的動作（調身）配合意念（調心）和呼吸（調氣），具有鬆緊結合、動靜相兼、形神相合（陰陽平衡）的特點。

與一般的運動不同，氣功是一種整體平衡的鍛煉。整體方面，是指全身心靈的鍛煉，不僅從外鍛煉肌肉骨骼，從內協調臟腑氣血，甚至還能調整情緒，提升精神修養。氣功的各種動作都是按照中醫經絡的原理而設計，用於疏

通經絡、協調臟腑氣血，而且鍛煉時還講究時辰和方位，達到人與天時地理融為一體。平衡方面，氣功的鍛煉是左右、上下、內外兼顧，務求達到全身平衡鍛煉，不像一般的運動只偏於半邊或局部的鍛煉。

氣功有各種派別，種類繁多，形式多樣。分為動功和靜功；可站著做（立式），也可坐著做（坐式）。動功是指氣功鍛煉中有柔和緩慢的動作，例如：八段錦是動功，有立式和坐式；靜功通常是指靜止練功，沒有任何動作，其中包括靜坐或冥想和站樁。

圖 5.2：清末〈新出保身圖説・八段錦〉

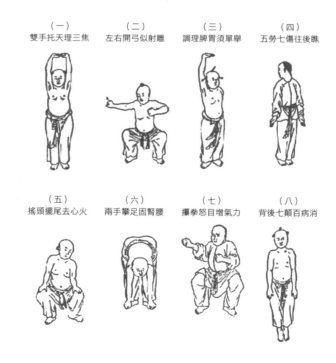

（一）雙手托天理三焦　（二）左右開弓似射雕　（三）調理脾胃須單舉　（四）五勞七傷往後瞧

（五）搖頭擺尾去心火　（六）兩手攀足固腎腰　（七）攢拳怒目增氣力　（八）背後七顛百病消

第一式：雙手托天理三焦

第二式：左右開弓似射雕

第三式：調理脾胃須單舉

第四式：五勞七傷往後瞧

第五式：搖頭擺尾去心火

第六式：兩手攀足固腎腰

第七式：攢拳怒目增氣力

第八式：背後七顛百病消

氣功的功效

我們的最新研究顯示，氣功能改善睡眠質量，紓緩身心
疲勞、抑鬱、焦慮的症狀，提升生活質素，還能降低壓
力荷爾蒙（cortisol），增強免疫力，激發端粒酶的活性
（telomerase activity），有抗衰老的功效。也是一種簡單、自
然、無副作用、能有效改善失眠的方法。

如何用氣功改善失眠？

氣功雖然能改善失眠，但如果仍然不改變導致陰陽失衡的
錯誤作息習慣，效果會大打折扣。所以除了練習氣功之
外，還要不斷修正自己那些錯誤的作息習慣，培養順應天
時，符合自然節奏的作息規律，把氣功融入到自己的生活
中，形成健康的生活習慣。當然養生是身心靈全方位進
行的，除了作息和氣功鍛煉之外，還包括食療、情志、音
樂、修心養性等。本文只重點介紹氣功和作息部分。

甚麼是正確的作息規律？何時起床？何時睡覺？睡多久？

要改善失眠，首先要知道甚麼才是正常的睡眠時間？中醫的「天人合一」觀點認為，人的作息要與天時相應，按照天地和人體自然的規律來生活，「日出而作，日入而息」。應該**在適合的時間點，睡足夠的時間**。睡子午覺是指「子時大睡，午時小憩」，即子時（晚上十一時至凌晨一時）入睡，午時（早上十一時至下午一時）小睡半小時。因為子時是膽經循行的時段，陽氣衰弱，陰氣最盛，是人體經氣「合陰」的時候，適合「養陰」，應該「陽氣盡則臥」，這一時段入睡，睡眠質量好，容易進入深層睡眠，可有事半功倍的效果。丑時（1:00–3:00）是肝經循行的時段，「人臥則血歸肝」，可以養肝，將人體白天辛勤工作各臟腑的血液帶回到肝臟進行解毒。通常正常的睡眠時間是七至八小時。相反，午時是心經循行的時段，陰氣衰弱，陽氣最盛，是人

圖 5.3

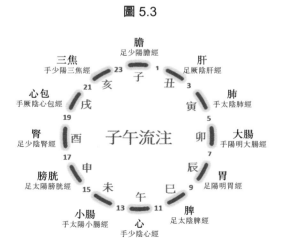

體經氣「合陽」的時候，適合「養陽」，應該「陰氣盡則寐」，寐是指小睡，約半小時。

一年有四季，對應四季的養生原則，如表 5.1 所示；一天也有四季。春生，夏長，秋收，冬藏，春夏要養陽，秋冬要養陰。

表 5.1：一天中的氣功養生策略

時間	一天的四季	氣功養生策略
上午 3 點至 9 點	春生	6 點早起，練動功
上午 9 點至下午 3 點	夏長	午時（早 11 點至午 1 點）宜午睡或靜坐
下午 3 點至晚上 9 點	秋收	不劇烈運動，作靜功
晚上 9 點至上午 3 點	冬藏	子時（晚 11 點至早 1 點）深層睡眠

- 早上 3 點至 9 點是春天，建議 6 點要早起升發陽氣，多作動功養陽。不能超過 6 點鐘起床。否則沒有春天的升發陽氣，就相當於沒有在春天播種。

- 上午 9 點至下午 3 點是夏天，有了春天的播種，陽氣才能繼續生長，保持精力充沛，可以在午時睡覺或靜坐。

- 下午 3 點至晚上 9 點是秋天，主收，建議不要進行劇烈運動，可作靜功，如靜坐或冥想。

- 晚上 9 點至上午 3 點是冬天，主藏，睡眠養陰。最適宜的睡眠時間：晚上 9 點至早晨 6 點，夜晚要 10 點半左右睡覺，最好不要超過晚上 11 點。盡量在睡眠的黃金時段：子時（晚上 11 點至早上 1 點）進入深層睡眠。

早起勤練動功（升陽）：八段錦

八段錦是一種優秀的中國傳統保健氣功，形成於十二世紀，自宋朝至今已有八百年歷史。古人把這套動作比喻為「錦」，意為動作舒展優美，如錦緞般優美、柔順；又因為功法共為八段，每段一個動作，故名為「八段錦」。整套動作的特點：柔和緩慢，連綿流暢；有鬆有緊，動靜相兼；氣機流暢，骨正筋柔；圓活連貫，神與形合，氣寓其中。

適合的氣功運動量

最好每天一次，如不能做到的話，可根據我們的研究結果，每週至少三次，每次鍛煉至少三十分鐘。

夜晚睡前練靜功（養陰）：靜坐

睡前在床上靜坐幾分鐘，可以用觀息法。所謂息，是指一呼一吸之間。觀息就是把注意力放在鼻尖，觀察自己的呼吸，感受它的長短、深淺，不要控制，順其自然。等有睡意，就躺下睡覺。

氣功的注意事項

- 宜穿寬鬆衣服，除去身上的首飾、手錶、眼鏡、假牙等；忌穿緊身衣和迎風而練。
- 宜在空氣流通、溫度適中的地方練；忌在狂風驟雨、雷電交加時練。

- 注意調整飲食，適宜以營養豐富和清淡為主；忌肥膩、煙酒、大魚大肉等惹風生痰之物（對練功者上氣不利）。
- 宜保持良好作息時間，按時充足睡眠（七至八小時），盡量晚上十一點前睡覺。
- 宜早晨練動功，晚上練靜功。
- 忌房事過多，治病練功者盡量暫停房事。
- 初練功者，宜動靜結合，練養相間；不可久立、久坐、久臥、久行。
- 忌在飽食和飢餓時練功。
- 忌在七情干擾（喜、怒、憂、思、悲、恐、驚）下或精神不集中時練。

總結

氣功鍛煉是透過柔和緩慢的動作（調身），結合意念（調心）和呼吸（調氣）；再配合天時，晨起練動功（養陽），夜晚習靜功（養陰），以達到動練靜養相兼，身心合一，疏通經絡，協調臟腑，調和氣血，平衡陰陽，改善陰陽失衡的失眠。另外，人是宇宙的一部分，如能調整自己的作息時間，跟隨天地自然的節律，「日出而作，日入而息」，睡好子午覺，巧用大自然的力量，再堅持把氣功鍛煉融入日常作息中，必定能事半功倍。

~~~~~~

主編的話

氣功對失眠的作用包含行為治療及身心靈治療的元素。氣功治療是安全的，最大的副作用是肌肉痛，這可能和氣功的動作有關。如果你對氣功感興趣，可以觀看關於八段錦的影片（https://learning.hku.hk/qigong）。

~~~~~~

第 6 章
自我推拿治療失眠

楊穎輝、陳姝成

中醫對睡眠的理解

中醫認為，睡眠是陰陽交替的過程，《靈樞‧口問》中對睡眠機制的理解是：「陽氣盡，陰氣盛，則目瞑；陰氣盡而陽氣盛，則寤矣。」《素問‧生氣通天論》中載：「故陽氣者，一日而主外，平旦人氣生，日中而陽氣隆，日西而陽氣已虛，氣門乃閉。」說明人體的陽氣與自然界的陰陽消長有著密不可分的聯繫。白晝屬陽主動，夜晚屬陰主靜。人的體表運行的衛氣，白天行走於人體的陽分，夜晚則行走於陰分。衛氣入陰經，人體便有睏意。衛氣從陰經出離，人體便會醒。

睡眠是平衡人體陰陽的重要手段，也是養生、療病的良方。

《馬王堆房中書・十問・文摯與齊威王論補養之道》中有一段記載，威王請文摯介紹養生最重要的秘訣，文摯曰：「⋯⋯而臥最為首⋯⋯夫臥，非徒生民之事也⋯⋯夫臥，使食靡消，散藥以流刑者也。譬臥於食，如火於金。故一夕不臥，百日不復。」意思是說，睡眠對於養生來說是最重要的，不論是人類還是動物，都要依靠睡眠才能成長。消化和吸收只有依靠睡眠才能進行，一夜不睡覺，一百天都難以恢復，還容易導致其他的疾病，因此懂得養生之道的人亦會強調睡眠的重要性。

中醫角度看失眠的病因

1. 傷及情志。情緒神思不通暢，肝氣鬱結化為火，擾動心神，或憂思喜怒等活動太過而致心神擾動，神不安則不能安睡；或因擔憂思慮太過而傷脾，因為脾統管血液運行，傷脾從而耗傷心血，心血為心神的物質基礎，而致心神不守、失魂落魄。《類證治裁・不寐》所曰「思慮傷脾，脾血虧損，經年不寐」，正是說明這個過程。

2. 飲食不節制。即所謂的「胃不和而臥不安」。飲食過量會令中焦堵滯阻塞，胃的消化功能失調，陽氣遊蕩浮於體外，而至睡眠不安寧。飲食不節制會損傷脾胃，則導致胃氣失和、脾的運化能力失調，氣血生化不足而不能滋養心神；恣意進食甜食或油膩高脂食物，阻滯脾臟氣機，久而久之鬱結而化為內熱，擾動心神，而不得安眠。

3. 病後、年邁及思慮過度。《景嶽全書・不寐》有云：「血虛則無以養心，心虛則神不守舍。」病後、產後失血，年邁而氣血缺少等原因，會導致血不足，心神失滋養而失眠。

4. 稟賦不足、久病。先天腎的精氣不足或因房事過度，耗傷腎的陰氣，不能養心。心、腎協調失常，導致腎水不能制約心火，心火亢盛，導致心神不寧；久病血虛，心血不足，不能養心神而致失眠。

中醫的經絡穴位理論

「經絡」一詞，首見於《黃帝內經》。《靈樞・經脈》有云：「經脈者，所以能決生死，處百病，調虛實，不可不通。」中醫的經絡系統是由經脈、絡脈、經筋、皮部四部分組成。經脈是經絡的主幹，主要分為十二正經和奇經八脈。十二經脈的走向和交接都是有一定的規律。《靈樞・逆順肥瘦》中說：「手之三陰，從臟走手；手之三陽，從手走頭；足之三陽，從頭走足；走之三陰，從足走腹。」其生理功能包括：（1）溝通表裏，聯繫臟腑器官；（2）運行氣血，濡養臟腑組織；（3）感應傳導；（4）調節功能平衡。經絡學說的應用，可以闡釋病理變化、指導對疾病的診斷和治療。

　　腧穴是臟腑經絡之氣輸注於體表的特殊部位，它既是疾病的反應點，又是針灸、按摩等治療方法的施術部位。腧穴分為十四經穴、奇穴和阿是穴。一切腧穴均具有近治作用，十四經腧穴具有遠治作用，一些特定穴位也有著雙向的良性調節作用。**穴位推拿**是中醫治療方法的重要組成

部分，它是以經絡腧穴理論為基礎，以推拿為主要治療方法，來防病和治病的一種手段。穴位按摩刺激人體特定的穴位，激發經絡之氣，從而達到扶正祛邪、平衡陰陽、調暢氣機、改善整體機能的目的。其手法滲透力強，能有效放鬆身體、緩解疲勞、調節人體機能，從而有效提高人體免疫能力。

【穴位推拿手法要點】

1. 有力滲透、均勻節律、柔和持久；

2. 必須長時間鍛煉；

3. 推拿時要放鬆心情。

【禁忌】

1. 穴位處有感染、傷口、血腫、受傷；

2. 孕婦禁忌穴：腹背穴位、合穀、太沖、三陰交、至陰、昆侖。

自我穴位推拿

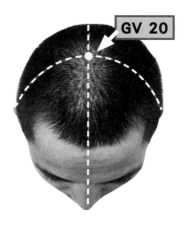

GV 20

1. **百會**（GV20）

【定位】頭頂正中心，以兩邊耳尖直線與鼻子到後頭直線的交叉點（小凹陷處）。

【按摩手法】用四個手指肚放在百會穴上，來回按壓。每次按順時針和逆時針方向各按揉三十圈。

【按摩頻率】每分鐘約六十次左右。

【按摩時間】一分鐘。

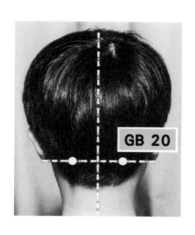

2. **風池**（GB20）

【定位】位於頭部，當枕骨之下，胸鎖乳突肌與斜方肌上端之間的凹陷處；將大拇指自然放到枕骨兩邊（尾指可放在太陽穴），輕輕地滑動，到後頭部有明顯的兩個凹陷就是風池穴。

【按摩手法】以兩手大拇指指肚，緊按風池穴部位，其他四指固定在自己的頭頂兩邊，用力旋轉按揉六十次左右，以有酸脹感為宜。

【按摩頻率】每分鐘約六十圈左右。

【按摩時間】一分鐘。

自
我
推
拿
治
療
失
眠

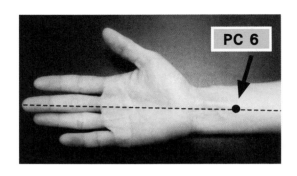

3. **內關**（PC6）

   【定位】前臂掌側，腕橫紋上兩寸，正中位置。

   【按摩手法】拇指用力旋轉點、按、揉六十次，以有酸脹感為宜。

   【按摩頻率】每分鐘約六十圈左右。

   【按摩時間】左右手每邊兩分鐘。

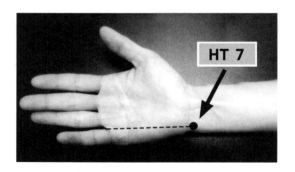

4. **神門**（HT7）

   【定位】腕部腕掌橫紋上，尺側（尾指）腕屈肌腱的橈側凹陷處。

   【按摩手法】拇指或食指旋轉按揉六十次左右。

   【按摩頻率】每分鐘約六十圈左右。

   【按摩時間】左右手每邊兩分鐘。

5. **中脘**（CV12）

【定位】位於人體的上腹部，前正中線上，胸骨下端和肚臍連接線中點；當臍中線上四寸。

【按摩手法】用四個手指肚緊貼中脘穴，以順時針方向旋轉按揉，按摩至有熱感。

【按摩頻率】每分鐘約一百圈。

【按摩時間】兩分鐘。

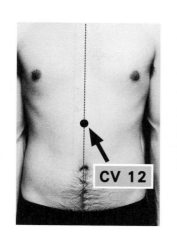

6. **湧泉**（KI1）

【定位】位於足底，腳趾二、三趾的中間縫隙到足跟的連線上三分之一處；或彎曲腳趾時的凹陷處，從圖上看就是「人」字的交叉點。

【按摩手法】用大拇指點按雙腳心上的湧泉穴，做旋轉點壓，直至腳心發熱為止。

【按摩頻率】 每分鐘按摩約四十次。

【按摩時間】左右各至少一分鐘（可做一百次）。

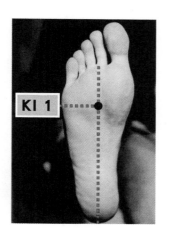

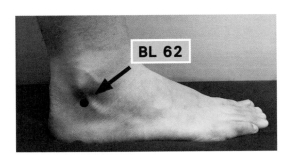

7. **申脈**（BL62）

【定位】位於人體的足外側，外踝尖下方凹陷處。

【按摩手法】拇指用力旋轉點、按、揉六十次，以有酸脹感為宜。

【按摩頻率】每分鐘約六十圈左右。

【按摩時間】左右腳每邊一分鐘。

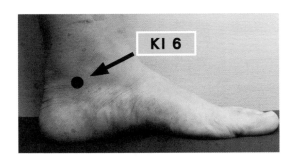

8. **照海**（KI6）

【定位】位於人體的足內側，內踝尖下方凹陷處。

【按摩手法】拇指用力旋轉點、按、揉六十次，以有酸脹感為宜。

【按摩頻率】每分鐘約六十圈左右。

【按摩時間】左右腳每邊一分鐘。

【自我推拿要點】

1. 定位要準確，力度要柔和持久。
2. 睡前十至二十分鐘作自我穴位按壓。
3. 每次約十分鐘。
4. 心情放鬆。
5. 持之以恆。

此外，按照《黃帝內經》睡眠理論，夜半子時為陰陽大會，水火交泰之際，稱為「合陰」，是一天中陰氣最重的時候，陰主靜，夜半應處於安靜的睡眠之中，所以人們應當在子時進入最佳的睡眠狀態。因此，按照此理論來看，自我推拿的時間在子時之前完成應該為最佳。

主編的話

中醫的理論是難以用科學的方法證明，從本人參與的研究所得，針灸對治療失眠是有作用的。自我推拿是運用與針灸相同的穴位，但以壓力代替針刺。自我推拿的好處是患者每天都可以進行治療，而針灸通常一星期只能接受二至三次治療。自我推拿的缺點是，患者需要準確認識穴位的位置，而按壓的力度太大可能引致痛楚，但副作用是不常見的。

第7章
認識安眠藥

鍾家輝

睡眠是一種有規律的身體反應，每二十四小時中會有兩次感覺到較強的睡意。通常在午飯後及午夜後，腦幹會減少接受外界的信息及減少信息發送到大腦，體溫會下降，激素分泌減少，腦電波會減慢，漸漸進入淺睡。

某些西藥及中西草藥都可能影響腦激素及腦電波而產生安眠的作用。西藥和草藥不同的地方是，草藥通常都沒有詳盡的數據，尤其是長期服用的安全性。幫助睡眠的西藥種類繁多，美國睡眠專業協會推薦的安眠藥只有幾種，而香港有售的包括Zopiclone, Zolpidem, Temazapam。至於某些藥物不受推薦成為安眠藥的主要原因，通常是：（1）藥效太長，影響日間的集中能力及導致昏昏欲睡，例如長效的鎮定藥，如Diazepam, Nitrazepam, Clonazepam, Flunitrazolam等；（2）太大的倚賴性，以致戒藥會有困難，也容易被濫用，例如短效的鎮定藥，如Midazolam,

Triazolam, Alprazolam, Lorazepam；（3）效力低且副作用多，例如有睡意的抗抑鬱藥、抗思覺失調藥、傷風藥，這些藥物的效力和副作用主要受劑量影響，高劑量時效力會好一點但副作用多一些，如Mirtazapine, Doxepin, Trazodone, Quetiapine, Olanzapine, Promethazine等。一般來説，西藥是有副作用的，但影響程度則因人而異，可能與個人的基因有關，但現有的科技還未能預測得到。劑量愈高，愈可能產生某些副作用，例如失憶、迷亂、夢遊。其他嚴重的副作用包括藥物敏感，這是任何口服藥物（不論中西藥物）都可能產生的。

其實，受推薦的安眠藥亦是有倚賴性及容易被濫用的，所以建議有需要時才使用，或只是短期服用。不過，有些失眠患者確是需要長期服用安眠藥的。這就是矛盾所在，「食又唔好」（可能長期服用有壞影響），「唔食又唔得」（瞓得唔好），所以希望非藥物治療能夠幫助你的睡眠。因為受推薦的安眠藥有可能導致依賴，所以醫生經常處方抗抑鬱藥及傷風藥來治療失眠，而傷風藥更可以隨時在藥房買到，至於有沒有效或副作用，也就因人而異。

西藥以外，某些中西草藥及天然物質都有輕度安眠的作用。中草藥包括歸脾湯、血府逐瘀湯、丹梔逍遙散、酸棗仁湯都是常用於失眠病人的；西草藥包括纈草（Valerian）、卡瓦胡椒（Kava）、酒花（Hops）、激情花（Passion Flower）都可用於治療失眠；天然物質如褪黑激素（Melatonin）也有輕微的安眠作用。

中西草藥及褪黑激素都是不需西醫或中醫處方就可在藥房買到的保健食品，因沒有致命的個案，這基本上代表它們都是安全的，也沒太大而危險的副作用。根據本人統計以往研究的報告所得，中西草藥及褪黑激素都沒太多副作用。

選用醫生處方藥物或成藥時，要注意它們的效力及副作用，緊記不可以服用超過該藥物的最高劑量，因為睡眠是每晚都要經歷的，儘管今晚服食超於醫生建議的劑量而能夠入睡，但很快藥物就可能因患者「食純」了而失去效力。如有問題，請向你的醫生或中醫師查詢。

表 7.1：一般用於失眠的西藥

名稱	認可用途	依賴性	用於失眠的一般劑（mg）	副作用
Non-Benzodiazepine（非苯二氮平作用劑）				
Zolpidem	失眠症	+	5（女性），10（男性）	渴睡
Zopiclone	失眠症	+	3.75（女性），7.5（男性）	口苦，渴睡
Benzodiazepine（苯二氮平作用劑）				
Alprazolam	焦慮症	++	0.25	渴睡，步態不穩
Clonazepam	焦慮症	++	0.5	渴睡，步態不穩
Diazepam	焦慮症	+	5	渴睡，步態不穩
Flunitrazepam	失眠症	+++	0.5	渴睡，步態不穩，失憶，迷亂
Lorazepam	焦慮症	++	0.5	渴睡，步態不穩
Midazolam	失眠症	+++	7.5	渴睡，步態不穩，失憶，迷亂

（未完）

（表 7.1 續）

Nitrazepam	焦慮症	++	5	渴睡，步態不穩
Temaqepam	失眠症	++	10	渴睡，步態不穩
Triazolam	失眠症	+++	0.25	渴睡，步態不穩，失憶，迷亂
Antidepressants（抗抑鬱藥物）				
Doxepin	抑鬱症	—	10	渴睡
Mirtazapine	抑鬱症	—	15	食慾增加，渴睡，便秘
Trazodone	抑鬱症	—	50	渴睡
Antipsychotics（抗精神病藥物）				
Olanzapine	思覺失調，躁鬱症	—	5	食慾增加，渴睡
Quetiapine	思覺失調，躁鬱症	—	25–50	食慾增加，渴睡，便秘
Antihistamine（抗組織胺藥物）				
Promethazine	過敏症，傷風	—	10–25	口乾，渴睡

參考文獻

第 1 章

Chung KF, Yeung WF, Ho FY, Yung KP, Yu YM, Kwok CW. Cross-cultural and comparative epidemiology of insomnia: the Diagnostic and Statistical Manual (DSM), International Classification of Diseases (ICD) and International Classification of Sleep Disorders (ICSD). *Sleep Medicine* 2015;16: 477–482.

Chung KF, Yeung WF, Yu BY, Ho FY. A population-based 2-year longitudinal study of insomnia disorders in the general population in Hong Kong. *Psychology, Health & Medicine* 2017 Aug 8: 1–6.

Yeung WF, Chung KF, Yung KP, Ho FY, Ho LM, Yu YM, Kwok CW. The use of conventional and complementary therapies for insomnia among Hong Kong Chinese: a telephone survey. *Complementary Therapies in Medicine* 2014;22: 894–902.

第 2 章

Ho YY, Chung KF, Yeung WF, Ng TH, Cheng SK. Weekly brief phone support in self-help cognitive behavioral therapy for insomnia disorder: relevance to adherence and efficacy. *Behaviour Research and Therapy* 2014;63: 147–156.

Ho FY, Chung KF, Yeung WF, Ng TH, Kwan KS, Yung KP, Cheng SK. Self-help cognitive-behavioral therapy for insomnia: a meta-analysis of randomized controlled trials. *Sleep Medicine Reviews* 2015;19C: 17–28.

第 3 章

Lam TH, Chung KF, Yeung WF, Yu YM, Yung KP, Ng TH. Hypnosis for insomnia: a systematic review of randomized controlled trials. *Complementary Therapies in Medicine* 2015;23: 719–732.

第 4 章

Chan CH, Ji XW, Chan JS, Lau BH, So KF, Li A, Chung KF, Ng SM, Chan CL. Effects of the integrative mind-body intervention on depression, sleep disturbances and plasma IL-6. *Psychotherapy and Psychosomatics* 2017;86: 54–56.

Ji XW, Chan CH, Lau BH, Chan JS, Chan CL, Chung KF. The interrelationship between sleep and depression: a secondary analysis of a randomized controlled trial on mind-body-spirit intervention. *Sleep Medicine* 2017;29: 41–46.

第 5 章

Chan JS, Ho RT, Chung KF, Ng SM, Wang CW, Yao TJ, Chan CL. Qigong exercise alleviates fatigue, anxiety and depressive symptoms, improves sleep quality and shortens sleep latency in persons with chronic fatigue syndrome-like illness. *Evidence-Based Complementary and Alternative Medicine* 2014: 106–148.

第 6 章

Yeung WF, Chung KF, Poon MM, Ho FY, Zhang SP, Zhang ZJ, Ziea ET, Wong VT. Acupressure, reflexology, and auricular acupressure for insomnia: a systematic review of randomized controlled trials. *Sleep Medicine* 2012;13: 971–984.

Yeung WF, Ho FY, Chung KF, Zhang ZJ, Yu BY, Suen LK, Chan LY, Chen HY, Ho LM, Lao LX. Self-administered acupressure for insomnia disorder: a pilot randomised controlled trial. *Journal of Sleep Research* 2017;27(2): 220–231.

第 7 章

Chung KF, Lee CK. Over-the-counter sleeping pills: a survey of use in Hong Kong and a review of their constituents. *General Hospital Psychiatry* 2002;24: 430–435.

Yeung WF, Chung KF, Poon MM, Ho FY, Zhang SP, Zhang ZJ, Ziea ET, Wong VT. Chinese herbal medicine for insomnia: a systematic review of randomized controlled trials. *Sleep Medicine Reviews* 2012;16: 497–507.

作者簡介

（英語拼音序）

陳麗雲，香港大學社會工作及社會行政學系明德講座教授

陳雪梅，香港大學社會工作及社會行政學系博士後研究員

陳姝成，香港理工大學護理學院碩士生

鄭健榮，私人執業臨床心理學家

鍾家輝，香港大學精神醫學系臨床副教授

何欣儀，香港中文大學心理學系助理教授

紀驍紋，拉瓦爾大學心理學系博士後研究員

林德豪，社會福利署保護家庭及兒童課（荃灣及葵青）社會工作主任

吳兆文，香港大學社會工作及社會行政學系副教授

楊穎輝，香港理工大學護理學院助理教授